グリーフサポートと死生学

グリーフサポートと死生学（'24）

©2024　石丸昌彦・山崎浩司

装丁デザイン：牧野剛士
本文デザイン：畑中　猛

o-39

まえがき

　本書『グリーフサポートと死生学』は，死生学の名称を冠する放送大学のテキストとしては，『死生学入門』と『死生学のフィールド』に続いて3冊目になる。前2冊が概説書として死生学の主要なトピックや理論の総覧を目指したのに対して，本書はグリーフサポートという特定のトピックに照準している。

　大切な存在との死別は，悲嘆を中心にさまざまな困難を死別体験者にもたらす。これらの困難をもたらす死別体験者の反応はグリーフ（grief）と呼ばれ，死生学では中心的なトピックの一つである（ただし，第1章で示した定義にあるように，グリーフは人生における死別以外の多様な喪失体験でも生起するものである）。死生学におけるグリーフへの注目には，グリーフに直面する死別体験者の困難をいかに軽減あるいは解消できるのか，というケアやサポートの視点が含まれている。したがって，グリーフそれ自体に関する研究に留まらず，グリーフケアないしグリーフサポートのあり方に関する知見も，死生学は蓄積してきた。

　この意味で，本書『グリーフサポートと死生学』も，タイトルが示すとおり死生学の一図書であるのだが，その重点はあくまでグリーフとそれがもたらす困難に直面する人々のサポートのほうにある。本書の執筆陣は，本書がグリーフサポートの関連知識を提供するテキストとしてだけでなく，グリーフサポートの個人的・集団的・社会的実践を促すガイドブックとして，読者・受講者に活用されることを望んでいる。なぜなら，現代日本をもっとグリーフサポートが当たり前に存在し選択できる社会にしてゆくことで，グリーフに伴うさまざまな困難で苦しむ人を一人でも多く減らしてゆきたいからである。

　ただし，これは容易なタスクではない。というのも，現代社会におけるグリーフの様相は実に複雑多様であるからだ。大切な存在の喪失によるグリーフは，その発現の仕方も期間も個別性が高く，人によっては日常生活に支障をきたすほどグリーフが重くなったり長引いたりする（第5章）。また，大人のグリーフ（第3章）と子どものグリーフ（第4章）は，共通点もあれば成長発達段階の違いに基づく相違点もある。加えて，死別が自死によるものなのか（第6章），災害・事故や犯罪によるものなのか（第7章）によっても，グリーフのあり方は変わってくる。さらに，自然災害などで大切な人が行方不明になってしまった場合，生死不明の状態が続くなかで「あいまいな喪失」（第8章）に由来するグリーフに直面する人もいる。それから，グリーフの原因が大切な人ではなくペット（伴侶動物）であることもある（第15章）。

　このようにグリーフのあり方が複雑多様であるならば，その複雑性・多様性に応じた多面的かつ包括的なグリーフサポートの展開が求められる。すでに，医療専門職による緩和ケア（第9章）や遺族外来（第10章），あるいは流産・死産にまつわるグリーフサポート（第11章）が実践されている。また，グリーフに直面する死別体験者の当事者による自助ないし互助的なサポート活動（第13章）も発展してきている。そして，東日本大震災以降，宗教者による新たなグリーフサポートの取り組み（第12章）も，少しずつ増えている。

　今後，こうした職能や社会的属性ごとに展開しているグリーフサポートが，私たちが暮らすそれぞれのコミュニティにおいて，そしてゆくゆくは日本社会全体において，有機的に連携・協働する形で地域・社会に根ざしつつ発展してゆくことが望ましい（第14章）。グリーフおよびグリーフサポートは，個人の問題であるだけでなくコミュニティや社会全体の問題でもある。グリーフに直面する当事者個々人のサポート環境の

最適化を目指すには，グリーフにまつわる社会経済的負担についても考究し対応してゆく必要がある（第2章）。

　グリーフサポートという実践に関する学問は，まさに死生学がそうであるように，実践的・学際的・実存的なアプローチが求められる。本書の執筆陣は，心理学（坂口），精神医学（石丸），看護学（髙橋），社会福祉学（黒川），社会学（山崎）と専門に違いはあっても，みな直接・間接にグリーフサポートと死生学に携わってきた。実践的な経験と各自の専門性を踏まえて，執筆者それぞれがグリーフおよびグリーフサポートの意味やあり方を問い，自分なりの考えを本書にしたため，講義（放送教材）においても示している。読者・受講者は，講師陣の示す知見や考えを鵜呑みにせず，クリティカルに吟味し，グリーフサポートについて自分なりの認識や主張を確立し，実践につなげていっていただきたい。なお，本書における不備不足については，広く読者・受講者のご叱正を賜り，今後の改訂に活かしたい。

　　　　　　　　　　　　　　　　2023年10月　執筆者を代表して
　　　　　　　　　　　　　　　　　　　　　　　山崎浩司

6

目 次

1 | グリーフサポートとは何か

| 山崎浩司

《**目標＆ポイント**》 大切な人との死別といった喪失体験で生じるグリーフについて，その特性を説明する多様なモデルや捉え方を確認する。その上で，グリーフサポートについて，グリーフケアとの関係，日本における現状，種類や分類，サポートする側のサポートの重要性に注目して解説する。
《**キーワード**》 グリーフ，プロセス，グリーフサポート，インフォーマルサポート，フォーマルサポート

1. グリーフとは

（1）喪失体験に起因する多様な反応の総体

　グリーフとは，大切な人やものを喪失することで起きる多様な反応の総体である。原語の "grief" は大きな悲しみを意味し，一般的に「悲嘆」と訳される。このことからわかるように，喪失体験により生じる多様な反応の中心は悲しみなどの感情的・心理的反応だが，それに限定されるわけではなく，睡眠障害などの身体的反応，引きこもりなどの社会的・行動的反応，さらに生きる意味の喪失といったスピリチュアルな反応として表出することもある。

　日本では，グリーフといえば死別悲嘆を意味することがもっぱらだが，本来グリーフは死別だけでなく，あらゆる種類の喪失体験によって生じうる反応である。つまり，グリーフを引き起こす喪失の仕方も対象も実に多様であり，ときには喪失の事実が明確でない（あいまいであ

る）場合でもグリーフが生じることがある。

　たとえば，大切な人が何らかの原因で行方不明になってしまった場合，どこかで生きているに違いない，いつか帰ってくるだろうとその人の存在を感じつつ，物理的にはここにいないという現実に直面して苦しむことがある。また，たとえば，家族が重度の認知症になってしまった場合，その人は傍にいるのだけれど，私のことを忘れてしまって，もう家族として接してもらえず悲しくなることもある。これらはあいまいな喪失（ambiguous loss）の典型で，前者は，喪失の対象が身体的には不在であるが，心理的に存在していると認知されることで経験され，後者は，逆に身体的には存在しているが，心理的に不在であると認知されることで経験される（第8章）。

（2）個人的・多様・アノミー的

　以上のとおり，グリーフを引き起こす喪失体験は死別に限定されないが，重要他者との死別は数ある喪失体験のなかでも最もストレスフルなものの一つであり，遺された者はグリーフに直面しやすい。その表出の仕方がきわめて個人的であるのが現代社会のグリーフの特徴であり，「悲哀の個人化（individualisation of mourning）」（Winkle, 2001）と呼ばれる。伝統社会が有していた服喪の儀礼の衰退や簡略化により，伝統的に形づくられた特定の型に則って悲しむという縛りが弱まり，現代社会では死別によるグリーフのあり方は個人に委ねられるようになった。

　つまり，私たちは伝統的な服喪の軛から解放され，感じるままに多様に悲嘆する自由を得た。だが一方で，人の死に際していかに振る舞うべきか，いかに悲しみを表出すべきかといった規範の弱体化にも直面することになった。社会学者エミール・デュルケムは，近代化した社会において，社会規範が弱まり人間の行為や欲求を制御できなくなった状態を

「アノミー（anomie）」と呼んだが，喪失を体験する現代人は，まさに
アノミー的グリーフ（Walter, 1999）に直面していると言える。模範な
く個別多様に悲嘆する過程で，自らのグリーフが正常なのか異常なのか
と不安に駆られてしまいかねないのが，現代社会におけるグリーフの特
性の一つである。

（3）プロセス

　ただし，個別的で多様である現代のグリーフにも，特定の構造がある
ことがこれまでの研究で明らかになっている。その構造とは，グリーフ
は変化を遂げながら発展するプロセスである，というものである。グリ
ーフをプロセスとして捉える概念や理論は複数あり，以下にその代表的
なものを挙げる。

①　グリーフワーク（喪の作業）

　グリーフワーク（grief work）という用語は精神医学者エリック・リ
ンデマンによる造語であり，精神分析学の創始者ジークムント・フロイ
トの喪の作業（または悲哀の仕事。英語では mourning work，原語ドイ
ツ語では Trauerarbeit）に由来する。フロイトによれば，大切な存在を
喪失した現実に繰り返し向き合い，故人に対する愛着や絆を断ち切っ
て，故人のいなくなった現実世界に適応することをもって喪の作業が完
了する（自我の解放が起きる）。そして，この故人との分離プロセスが
うまくいかずに逸脱が起きると，メランコリー（病的な悲哀）が生じる
という。

②　段階（位相）モデル

　段階（位相）モデル（stage model または phase model）の代表的な
ものとして，心理学者ジョン・ボウルビィの愛着理論に基づくモデル
と，精神医学者エリザベス・キューブラー=ロスの死の受容理論に基づ

くモデルがある。両モデルとも，グリーフのプロセスを，喪失体験者の心理面や行動面の時系列的な展開に照準して説明する。ボウルビィの４段階モデルは，①無感覚と不信，②思慕と探究，③混乱と絶望，④再建，キューブラー=ロスの５段階モデルは，①否認，②怒り，③取引，④抑うつ，⑤受容，で構成されている。なお，段階は必ずしも順番に推移しない，逆行する，重複する，ある段階が飛ばされることがあると考えられている。

③　課題モデル

心理学者 J.W.ウォーデンは，グリーフのプロセスを完了するためには，喪失体験者自身が死別後に直面する複数の課題に取り組み，それらを達成する必要がある，とする課題モデル（task model）を提起した。達成すべき課題とは，①死別喪失の現実を受け入れる，②グリーフの苦痛を消化していく，③故人のいない世界に適応する，④故人との永続的な繋がりを見出すこと，の４つである。ただし，段階（位相）モデルと異なり，課題モデルではこれら４つの課題に取り組み達成する順序を規定していない。

④　継続する絆

上記３つのモデルでは，基本的に故人との絆を断ち切って，故人のいない世界に適応することでグリーフが解消される（グリーフのプロセスが終わる）との想定がある。この想定に基づき，グリーフは乗り越えるべき，克服すべきものと位置づけられる。しかし，死別体験者の多くが，実際には故人との絆を断ち切るのではなく，墓参で供養をしたり故人の写真に話しかけて追悼したりと，死別後も多様な形で故人の存在を感じ続けながら生活している。死別体験者が，物理的にはもう存在しない故人を心の中で位置づけなおし，故人との絆を断ち切ることなく継続させていくというグリーフの捉え方は，継続する絆（continuing bonds）と呼ばれる（第12章）。この概念では，グリーフを解消し，克服し，乗り越えるべきものと位置づけず，グリーフのプロセスに明確な終わりを想定していない。

⑤　**二重過程モデル**

　二重過程モデル（dual process model）は，喪失体験者が死別後の生活を送るなか，喪失志向コーピングと回復志向コーピングからなる2つの志向に基づく対処行動を不規則に反復し，揺らぎながら徐々に重点を前者から後者に移してゆくという動的なモデルで，グリーフのプロセスを説明する（図1-1）。これは，継続する絆の概念と同じく，死別体験者は喪失体験による悲嘆を克服したり乗り越えたりしてからでないと，日常生活へ最適応する段階に移れないという考え方をとらないモデルである。

⑥　**意味再構成モデル**

　死別後の自分の人生のうちに故人を位置づけなおす過程は，死別を境

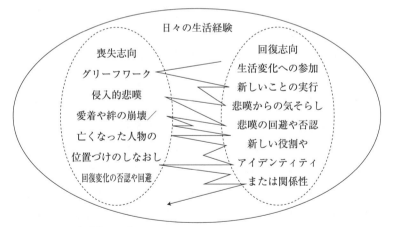

図1-1　二重過程モデル
〔出典：ロバート・ニーマイヤー（編）富田拓郎・菊池安希子（監訳）
『喪失と悲嘆の心理療法』金剛出版，2007，p. 71〕

に断絶してしまった過去と未来を，新たに意味づけしなおすことで再び
つなげる過程である。死別は，人がそれぞれ想定していた自分の人生物
語を，多かれ少なかれ破綻させる。死別体験者は，故人が生前とは異な
る形で自分に関わり続けるような新たな未来の物語を紡ぎ，その未来と
整合的な過去の物語をも紡いでいこうとする。未来と過去を意味づけな
おし，新たな人生物語を紡ぎなおしていくこの行為もグリーフであると
の見方は，意味再構成モデル（meaning reconstruction model）と呼ば
れる。

⑦　死別後の人間的成長

　人はさまざまな困難への直面を経て成長することがあるのは，よく知
られている。精神医学や心理学で，外傷後成長（posttraumatic growth）
やストレス関連成長（stress-related growth）と呼ばれるこうした人間
的成長は，死別喪失の体験者にも認められることがある（第3章）。留
意すべきは，①苦難に直面したあらゆる人間が成長するわけではないこ
と，②成長が見られることと，苦難や痛みや悲しみがないことはイコー
ルでないこと，③成長が見られるからといって，その経験や出来事が必
要であり望ましいことと捉えるべきではないこと，である。

（4）人間として自然な反応

　グリーフに直面している人は，心理的，身体的，社会的，そしてスピ
リチュアルな面で健常であるとは言い難いかもしれないが，果たして異
常（病気）であるのだろうか。生きていれば誰もが，少なからず喪失を
体験しグリーフに直面することがある。死別によるグリーフに限定して
も，中高年期に至れば多くの者が身内の死や友人の死によりグリーフを
経験することだろう。そして，老年期に至った者や致死的な病に罹患し
た者は，自らの死を意識して，この世を去らねばならない悲しみを感じ

たり，遺される者のことを心配したりといった予期悲嘆（anticipatory grief）を経験することもあるだろう。

　つまり，グリーフとは生きていれば誰もがいつかは表出しうる，きわめて自然な反応である。グリーフは，数々の不調を心身あるいは社会面・スピリチュアル面にもたらしうるとはいっても，それ自体は基本的に疾患ではない。ある調査によれば，グリーフに直面する者の約1割が，精神医学などによる治療的介入を要する複雑性悲嘆（complicated grief）ないし遷延性悲嘆症（prolonged grief disorder）に該当し，残りの約9割は医療的支援を要さず日常生活を継続できる通常悲嘆（normal grief）を経験している（Anoun et al., 2015）。

　ただし，この9割の人々も死別体験者であることに変わりなく，死別を体験していない者に比べると，死別体験者は心身の多様な疾患に罹患したり死亡したりするリスクが高いことは，数々の研究が明らかにしている（第3章）。この意味で，通常悲嘆に分類される者であっても，医療的支援が必要であったり有効であったりするケースもあり，かつ，予防医学的観点から，複雑性悲嘆（遷延性悲嘆症）に移行しうるリスク群であると捉えることも可能である。

（5）年齢やジェンダーによる違い

　大人と子どもではグリーフのあり方に違いが認められる（第3章・第4章）。子ども特有の反応としては，たとえば幼少期では言語よりも行動でグリーフを表現することが多々あることや，大切な人の死を自分の死と結びつけて捉えたり，自分の落ち度であると自責感を抱いたりすることなどが挙げられる。

　性差とグリーフの関係については，生物学的な性差ではなく，ジェンダー（社会的・文化的性差）によりグリーフの様式に違いを認める試み

がある（第3章）。女性的悲嘆と男性的悲嘆という表現もあるが，現在
では性による違いよりも悲嘆様式による違いに重点を置いた，直観的な
悲嘆（intuitive grief）と道具的な悲嘆（instrumental grief）という分類
概念が提起されている。

（6）社会的側面

　既述のとおり，グリーフとは喪失体験に起因する人間の多様な反応の
総体であり，情動的側面が注目されがちだが，多分に社会的側面を有す
るものでもある。

　たとえば，喪失体験者が社会から悲しむ権利を認めてもらえない状況
に置かれることがあり，この際生じるグリーフは公認されない悲嘆
（disenfranchised grief）と呼ばれる（Doka, 2002）。この社会的正統性
が認められないグリーフの生起には，①喪失対象との関係が認められな
い，②喪失の事実そのものが認められない，③喪失体験者の悲嘆能力が
認められない，④喪失状況が悲嘆にふさわしいと認められない，⑤悲嘆
の表現の仕方が認められない，といったパターンがある。

　また，グリーフは喪失体験者個人に対して影響を与えるだけでなく，
社会に対してもたとえば経済面に影響を与えることも留意すべきであ
る。グリーフは個人が直面する困難であると同時に，社会全体が直面す
る困難でもあるのである（第2章）。

2．グリーフサポートとは

（1）グリーフケアを包含するグリーフサポート

　本書では，死別体験者の支援を表す日本語のうち，グリーフサポート
（grief support）という用語を採用する。なお，日本で最も普及してい
る表現はグリーフケア（grief care）である。また，同義語に，英語の

bereavement care の訳である死別ケア（ビリーブメントケア）や，医療現場で多用される遺族ケアという用語もある。

　なぜこれらの用語（特に最も浸透しているグリーフケア）ではなく，グリーフサポートを採用するのか。その理由は，グリーフサポートがグリーフケアを包含する，より広範な概念だからである。死別前後からプロセスとしてときに長らく展開するグリーフは，心身のケアといった医療的サポートだけでなく，日常生活上のさまざまな社会的サポートを要する。つまり，グリーフケアはあくまで多岐にわたるグリーフサポートの一形態と位置づけられる。

（2）死別体験者のサポートの現状

　死別体験者のグリーフをあくまでも私的なものと捉え，その対応は当事者の自助努力で基本的に十分と考えるのか。それとも，それらを社会全体に影響を及ぼしうるものと捉え，何らかの社会的対応を要するものとするのか。自死を例に考えると，日本では2006年に自死遺族支援を一つの柱とする自殺対策基本法が施行され，遺族が直面する困難を社会的対応を要するものと位置づけ，必要なサポートを官民一体で提供する取り組みが，国家レベルだけでなく地方自治体レベルでも見られるようになってきた。

　しかし，自死または犯罪，大事故，大規模災害などによる死ではない（社会問題化されにくいという意味で）「日常的な」死によって大切な人を喪った多くの人々に対するグリーフサポートは，限られている。現状では，①死別体験者個々人の自助努力によるセルフサポート，②直接的な当事者でない近親者や友人・知人などによるサポート，あるいは③死別体験の当事者集団による自助グループ的なサポートに期待するか，④主に緩和ケアやホスピスケアに携わる一部の医療専門職者による遺族ケ

アや，精神・心理療法家やグリーフカウンセラーなどによる心理療法的なケアなど，近代医療を枠組みとしたサポートに期待する，といった様相であろう。

　現在の日本社会におけるグリーフサポートを概観すると，前述④の医療専門職者などによるいわゆるフォーマルサポートはいまだ発展途上であり，前述③の遺族会など当事者による自助グループ的なものや，有志市民ボランティアによるサポートグループ的なものなど，特定のコミュニティを拠点に展開されるいわゆるインフォーマルサポートのほうが，比較的普及しているのが現状である（第14章）。

（3）グリーフサポートの種類
①　インフォーマルサポート

　前述①〜③の自分自身，家族，友人，当事者同士などによるサポートは，インフォーマルサポートと呼ばれる。ここでいう「インフォーマル」とは非公式という意味ではなく，資格などを有する専門家によるものではなく，非専門家である素人によるものという意味である。また，たとえば病院といった専門的な施設ではない所で展開するもの，という意味合いも含まれている。

　グリーフにまつわるセルフサポートでは，他者に死別の困難を話せないことが多いなか，死別体験者は自分の悲しみ方（あるいは悲しみそのものを感じられないこと）が異常なのではないか，といった不安を長期にわたり抱える，ということが起きることがある。

　このようにセルフサポートに限界があるならば，近親者や友人・知人などによるサポートは期待できるだろうか。たとえば，死別体験者が自らの悲しみについて話すとき，周りの人間はいつでもしっかりと耳を傾け，受け止めてくれるかといえば，これも難しいことが多い。現代の死

別体験者のグリーフが個人化・多様化されたことに応じて，それに対する周りの人間の応じ方も個人化・多様化せざるを得なくなった。つまり，周りの人間は死別体験者にどう対応したらよいのかわからなくなっている。そして，「いつまでもくよくよしていてはだめだ」などと型どおりな発言をし，死別体験者を傷つけてしまう場合もある。結果的に，「同じ体験をした者でなければわからない」という死別体験者の思いを強めてしまい，体験者と非体験者の間に分断を生じさせてしまうこともある。

　では，同じ体験をした当事者同士の集団である自助グループ（遺族会など）や，NPO法人などの市民団体として有志ボランティアがグリーフサポートを提供する，サポートグループに参加して支援を受ける，というのはどうだろうか（第13章）。ここではまず，大都市圏以外で顕著であるように，そもそも自分が住む地域に自助グループやサポートグループが存在しない，という問題がありうる。また，たとえそうしたグループがあっても，情報弱者であるためにインターネット上にある関連情報を入手できない，オンラインで受けられるサポートサービスがあっても利用の仕方がわからないとか，または交通弱者であるために会場まで行くことができないといった，アクセスの問題に直面しかねない。必要なサポート資源へアクセスできるかどうかは，一部のケア従事者が実践している遺族ケアや，グリーフカウンセリングなどの療法的サポートを利用しようとする際にも問題になりうる。

　さらに，もし死別体験者のための自助グループやサポートグループがないのなら，自らそれらを組織すればよいのだが，そもそも十分な数の当事者や有志ボランティアが地域にいなければ困難である。また，たとえ自助グループやサポートグループを組織できても，それらが地域で認知されていないため，必要とする人々がアクセスできないのならば意味

がない。

②　フォーマルサポート

　では，医療専門職や行政が提供するフォーマルサポートは，グリーフ
に直面する人々を十分にサポートできているのだろうか。確かに，緩和
ケアのチームや病棟を有する医療機関がグリーフサポートを提供してい
るケースもある。そもそも，緩和ケアの理念を踏まえると，死にゆく患
者だけでなく，その患者を看取り遺される家族もケアし支援することに
なっており，日本では遺族ケアと呼ばれている。しかし，遺族ケアが十
分に普及しているのかといえば，決してそうとはいえない。確かに遺族
ケアのガイドラインが近年作成されたり（日本サイコオンコロジー学
会・日本がんサポーティブケア学会，2022），遺族外来（第10章）を開
設する病院が出てきたりしているが，まだ発展途上である。

　また，遺族ケアは基本的に死者との血縁関係にある「遺族」をその対
象として想定しているため，たとえば死別した相手がたとえ血縁者以上
に大切な友人であったり，法的な血縁関係は認められないが実質的には
血縁同様に大切な存在であったりしたとしても，グリーフサポートの対
象から除外されてしまう可能性がある。つまり，喪失対象との関係が社
会的に認められないために，公認されない悲嘆に苦しむことになってし
まいうる。

　この可能性を排除する方法として，「遺族」を血縁に限定せず，死別
喪失の経験者にとっての重要他者全般を指示する用語として捉えなおす
といった，「遺族」の意味の拡張が考えられる。しかし，やはり「遺族」
という用語の一般的な用法では，こうした意味の拡張は前提されていな
いため，「遺族ケア」と聞いて人々がその対象に血族以外も含まれると
理解するのは困難であろう。ならば，「遺族」という用語を使わず，「グ
リーフケア」や「死別ケア」などの表現を採用するほうが，公認されな

い悲嘆を引き起こす可能性を低減する方法として，より有効であると考えられる。

　さて，行政によるグリーフサポートの現状はどうであろうか。2006年に制定され2016年に改正された自殺対策基本法と，2007年に策定され以後5年ごとに見直されている自殺総合対策大綱に基づいて，各都道府県や市区町村が自死遺族等のサポートの充実を図っている。自殺総合対策大綱には，「遺された人への支援を充実する」ことが，具体的な重点施策の一つとして明示されている。

　そして，2018年には，自殺総合対策推進センター（2020年に一般社団法人いのち支える自殺対策推進センターが指定調査研究等法人に指定されたことで廃止）が，『自死遺族等を支えるために〜総合的支援の手引』を発行し，どのようなサポートをどの組織や人たちがどのようにすべきかを具体的に提示した。また，この手引では「自死遺族等」という表現を採用し，それを「自殺によって影響を受ける可能性のあるすべての人」（2018，4頁）と定義して，血族に限定することでサポートの対象外とみなしてしまう人が出てくる危険性を回避している。

　しかし，それでも「自死」により遺族等になったという，死別の仕方に関する特定の限定は解除されていない。つまり，行政による自殺対策の枠組みでは，自死以外の病死や老衰死または流産・死産などによって遺族等になり，グリーフに直面している多くの人々にまでサポートの対象を拡大するのは困難に思える。だが，グリーフに直面する死別体験者は，その死別の仕方がどうであれ，死別を体験していない人々に比べて自殺するリスクが高いことは，既存の研究の蓄積によりすでに明らかにされている（第3章・第6章）ため，あらゆる死別体験者をサポートすることは自殺予防になるといえる。この観点からすれば，行政は自殺対策の枠組みでも，自死遺族等に限定されないあらゆる死別体験者にグリ

ーフサポートを提供することは，十分に正当性を有している。

　行政によるグリーフサポートでは，自殺総合対策大綱の重点施策にも挙げられているように，「民間団体との連携を強化する」ことも重要になる。しかし，グリーフサポートに重点化した官民連携はまだ少なく，実施している地方公共団体が近年やっと散見されるようになってきたのが現状である（第14章）。もう１点，行政によるグリーフサポートの展開で検討すべきは，2025年までに各地域の実情に即した構築が目指されている地域包括ケアシステムのうちに，グリーフサポートをどのように位置づけ具体的に組み込むのかである。だが，この点についてもほとんど検討されていないのが現状である（第２章）。

③　**宗教者によるグリーフサポート**

　医師や看護師など確立された国家資格を有する専門家ではないが，宗教者がスピリチュアリティないし宗教の専門家として，死別喪失の体験者にサポートを提供することがある。キリスト教系のホスピスや病院の緩和ケア病棟では，チャプレンと呼ばれる宗教者が，死にゆく患者やその家族等に対するサポートを提供していることもある。また，臨床宗教師の資格をもって医療機関や福祉施設あるいは被災地などで，グリーフサポートを提供する宗教者も存在する（第12章）。宗教の専門家とはいっても，自らが信仰する宗教を伝道布教するのが目的ではなく，対象者の死生観やスピリチュアリティを尊重しつつ，傾聴や対話を主軸に公共性の高いグリーフサポートを展開することが目指されている。

④　**サポート内容別の分類**

　グリーフサポートは，内容別に①情緒的サポート，②道具的サポート，③情報的サポート，④治療的介入，の４つに分類できる（坂口，2005）。①情緒的サポートは，いわゆる「心のケア」に代表される心理・情緒面のサポートであり，傾聴，わかちあい，カウンセリングなど

により提供可能である。②道具的サポートは，たとえば，生前の配偶者に任せきりであった家事や育児を自分が担っていく上で援助を受けるといった，生活実践上で直接役立つようなサポートである。葬儀社による通夜・告別式の執行支援や，税理士などによる遺産相続に関する支援もこれに該当する。③情報的サポートは，死別体験者が自分の直面している困難を理解すべくグリーフに関する知識を得たり，居住地域で活用可能なグリーフサポートの社会資源について情報を得たりするための支援で，リーフレット，小冊子，広報誌，新聞，書籍，テレビ，インターネット，ソーシャルメディアなど，多様な媒体で提供される。④治療的介入は，複雑性悲嘆（遷延性悲嘆症）など健康上の困難に対して，医療専門職が提供するフォーマルサポートである（第5章）。

（4）サポートする側のサポート

　どのような内容や形式のグリーフサポートであれ，サポートする側のサポート体制を整えておくことが重要である。グリーフに直面している人々のサポートは，しばしばサポート提供者側の精神にも大きな負荷をかけ，燃え尽き症候群（burnout syndrome）や共感疲労（compassion fatigue）を引き起こす。サポートする側が，グリーフサポートに伴うこうした精神的負担を緩和ないし解消できるように，互助的な相互支援体制を構築したり，専門的な支援を受けやすい環境を整備したりする必要がある。

1．グリーフの特性について振り返り，要点を整理しよう。
2．グリーフサポート，グリーフケア，遺族ケア，死別ケアといった類義語（類似概念）の重なりと違いを確認しよう。
3．グリーフに直面する死別体験者のインフォーマルサポートとフォーマルサポートを，どのように統合すべきか具体的に考えてみよう。

引用文献

Doka, K.J.（Ed.）*Disenfranchised Grief : New Directions, Challenges, and Strategies for Practice*. Research Press, 2002

自殺総合対策推進センター『自死遺族等を支えるために〜総合的支援の手引』国立精神・神経医療研究センター，2018

日本サイコオンコロジー学会・日本がんサポーティブケア学会『遺族ケアガイドライン2022年版』金原出版，2022

坂口幸弘「グリーフケアの考え方をめぐって」『緩和ケア』第15巻第4号，276-279頁，2005

坂口幸弘「喪失と悲嘆」石丸昌彦・山崎浩司編『死生学のフィールド』放送大学教育振興会，172-188頁，2018

坂口幸弘「グリーフケア」石丸昌彦・山崎浩司編『死生学のフィールド』放送大学教育振興会，189-203頁，2018

Walter, T. *On Bereavement : the culture of grief*. Open University Press, 1999

Winkle, H. A Postmodern Culture of Grief? : on individualization of mourning in Germany, *Mortality*, 6(1) : 65-79, 2001

参考文献

坂口幸弘『増補版　悲嘆学入門—死別の悲しみを学ぶ』昭和堂，2022

図1 『死生学のフィールド』181頁，図10-1「二重過程モデル」

2 | グリーフと社会

山崎浩司

《目標＆ポイント》 現代社会のグリーフに関する社会的認知について考察した上で，グリーフが私的事柄であるだけでなく社会的事柄でもあることを，グリーフの社会経済的影響に関する研究の知見をもとに確認する。そして，社会をあげてグリーフサポートの充実化を図ってきた英国スコットランドの支援体制や具体的取り組みを概観し，対比的に日本社会におけるグリーフサポートの現状と展望について論じる。
《キーワード》 死のポルノグラフィー，社会経済的コスト，アブセンティーズム，プレゼンティーズム，忌引休暇，葬儀，地域包括ケアシステム

---

1. グリーフの社会的認知

　現代日本社会では，いまだ死別体験者のグリーフが社会的に認知されにくい状況がある。これにはいくつかの要因が考えられ，それぞれが現状を変えるための検討を要する。

（1）自己責任論的スタンス

　考えられる1つ目の要因は，現代日本社会で認められる「他者(ひと)に迷惑をかけてはいけない」という考え方である。この自己責任論的スタンスでは，私のグリーフを他者に表明することで相手に負担をかけてはいけない，皆仕事や生活で忙しく自身の問題で手いっぱいだと考えて，自分でなんとかしようとする。そして，自分でなんとかなっている間はとも

かく，なんとかならない状況になっても，サポートを求める声をあげられずに沈黙してしまう。こうしてグリーフは表面化せず，社会的に認知されない。この状況を打破するには，「他者に迷惑をかけてはいけない」という自己責任論的スタンスを問いなおし，たとえば，苦しいときはお互い様という相互扶助的スタンスに基づく社会関係の（再）構築が求められる（第14章）。

（2）死のポルノグラフィー

　死別体験者のグリーフが社会的に認知されにくい2つ目の要因として，現代社会が死をタブー視する社会であることを挙げる者もいる。社会人類学者ジェフリー・ゴーラーは，1955年に「死のポルノグラフィー」という小論を発表し，いかに現代社会が近親者や自分の死をタブー視するに至ったかについて自説を展開している。

　ゴーラーによれば，19世紀までの英国社会でタブー視されていたのは出産と性交であり，死はタブー視されていなかった。しかし，20世紀に入って世俗化が進み，キリスト教の来世信仰が衰退して，「自然死と身体の腐朽は恐るべきものとなり，もはやそれについて思いをめぐらすことも論ずることもできなくなった」（ゴーラー，1986，p. 208）ために，死は性と同じかそれ以上におおやけに口にできないタブーとなった。そして，語ることができない死は性と同じく私的空想の対象になりやすく，マスメディアを介して殺人事件が主題の推理小説やホラー映画といった死のポルノグラフィーに変換され，人々に消費されるようになった。

　ゴーラーのこの主張は，キリスト教が主要な宗教ではない日本における社会的変化の説明として不十分であるし，死を題材にしたマスメディア全般をポルノグラフィーとみなすという乱暴な側面があるが，やはり

現代社会における死に対する態度について重要な示唆を含んでいる。それは，現代人は自分と直接関係なく距離のとれるマスメディアで描き出される他人の死（3人称の死）であれば，容易に口にできるし楽しむことさえできるが，自分自身の死（1人称の死）や大切な人に降りかかってくる死（2人称の死）は，恐ろしくて考えることも口にすることもなかなかできない，という点である。

　ただし，現代日本社会では，1人称の死についておおやけに口にしている状況が，自分の老いと死に関心を寄せる成人を中心に見られる。自らの死を見据え，エンディングノートなどを活用して死に備えようとする，いわゆる終活の取り組みである。しかし，終活で主に表明されるのは，自らが死に向かう上での希望や要望であり，人間として避け得ない老いや死に対する悲しみや恐れではないだろう。だとすれば，終活が社会常識になっていくと，自らの死にまつわる予期悲嘆（第1章）は，ますますおおやけに口にしにくくなっていく可能性がある。

　いずれにしても，現代日本社会で自らの死にまつわるグリーフ以上に忌避されているのは，大切な存在の喪失（ペットロスを含む：第15章）により生じるグリーフである。しかし，2人称の死とそれに伴うグリーフも，1人称の死にまつわるグリーフと同じく，人間の生において避けがたい普遍的経験であることを，私たちは認識する必要がある。この認識のもと，いつか直面するグリーフに自らが備えることと，実際グリーフに直面した時にその境遇に共感的で支援的な地域社会を構築することが求められる（第14章）。

（3）個人の心理的問題という見方

　死別体験者のグリーフが社会的に認知されにくい3つ目の要因として考えられるのは，グリーフはネガティブな感情でしかなく心の弱さの表

れなので克服すべきである，という社会通念の存在である。この社会通念は，「男なら弱さを見せてはいけない」というジェンダー役割規範や，「親としていつまでもくよくよしていてはいけない」という親役割規範などによって強化されることがあり，死別体験者がグリーフを表出したりサポートを求めたりするのを難しくしている側面がある。しかし，実際のグリーフは，死別の悲しみにとどまらない多様な反応の総体で，人間的成長さえもたらすことがあり，克服するというよりは折り合いをつけて自らのうちに位置づけなおすもの，と捉えられる（第1章）。

　なお，グリーフはあくまでも個人の喪失体験に基づく心理的問題であるとの見方は，それが社会全体として何らかの対応を要する社会的問題ではない，という認識の裏返しであると考えられる。だが，この認識もグリーフの特性を踏まえると適切ではない。グリーフは心理的反応であるだけでなく社会的反応でもあり，死別体験者は孤立や引きこもりなどの社会問題に直面するリスクが高い。また，グリーフにより死別体験者の心身の健康が損なわれて医療的支援が必要になれば，医療費の増大による社会経済的な影響が発生する。

　そしてその影響は，現代日本社会が超高齢社会となって多死社会に向かうなか，グリーフに直面する死別体験者がこれまで以上に増えているため，大きなものであると認識すべきだろう。日本の2021年時点の年間死亡者数は約144万人（令和3年人口動態統計）と推計され，仮に1人の死亡者に対して5人の死別体験者がいるとすると，その数は約720万人である。治療的介入を要する死別体験者は全体の約1割（Anoun et al., 2015）と試算すると，約72万人分の医療費がグリーフに由来して発生する計算になる。これはきわめて粗い試算だが，年間死亡者数が2040年まで増加して約168万人になる（国立社会保障・人口問題研究所，2022）との推計を踏まえると，グリーフに直面する死別体験者はますま

す増加するため，グリーフの社会経済的影響も当面拡大傾向にあること
が予想される。

2. グリーフの社会経済的影響

　日本ではグリーフの社会経済的影響に関する研究はまだ多くないた
め，当該研究の蓄積が見られる英国に目を向けてみよう。英国では1950
年代まで，死別体験が遺された者にもたらす経済的困難に関する研究が
多く行われた（ウォルター，2020）。時代背景を踏まえると，それらは
主たる家計の担い手である夫を喪った妻，すなわち寡婦の経済的困難に
関する研究であった。それが，1960年代から1990年代にかけて，グリー
フの情動的側面に注目した研究に取って代わられていく。そして，2000
年代以降，再びグリーフの経済面に照準を合わせた研究が増加してきて
いる。ただし，その背景は1950年代までの研究とは異なり，経済の停滞
により公的な死別手当や葬祭料の扶助を削減するといった政策的な変化
や，死別後に単身で社会生活を再建せねばならない者の増加といった世
帯構造の変化が背景にある。

（1）死別の社会経済的コストに関する研究（英国スコットランド）

　このように，今世紀に入ってグリーフの経済的影響に再び注目した研
究が増加してくる流れのなかで，2013年に『Socio-Economic Costs of
Bereavement in Scotland』（SECOB：スコットランドにおける死別の社
会経済的コスト）という報告書が出版された。SECOB は，スコットラ
ンド政府が助成し，英国内の複数の大学などの研究者，NHS Scotland
（スコットランド国民保健サービス）の職員，スコットランド最大のグ
リーフサポート団体である Cruse Bereavement Care Scotland（クルー
ズ死別ケアスコットランド，以下 Cruse Scotland）の代表が実施した共

同研究である。

　この研究は，①スコットランド市民の生活に死別体験が及ぼす社会経済的影響について，関連文献の分析からその特性と展望を明らかにすること，②分析により明確化されるいくつかの重要な生活側面について，死別体験が及ぼす社会経済的負担を推測すること，③死別体験の社会経済的影響について，今後さらに大規模な調査研究を実施するための方法論的アプローチを開発すること，を目指したものである。

　SECOB における分析の焦点は，死別体験に伴うグリーフが人々の健康，収入，就労へ与える影響にある。まず健康面では，配偶者死別を体験した者は，そうでない者と比べて死亡率が2割弱高く，死別以前に長期の疾患を患っていた者に限定すると，その死亡率は3.5割も高いことが判明した。死別体験者は死亡率や多様な身体疾患の罹患率が高いことは，これまでも多くの研究で示されているので，この結果自体はさほど新規性のあるものではない。しかし，死亡率が高いだけでなく，入院日数の長期化という影響も死別体験はもたらしているという知見は新しい。死別体験者の入院日数は年間0.078〜0.111日増と数字上は微々たるものだが，経済的負担に換算すれば，NHS Scotland に毎年約2000万ポンド（約32億円，以下1ポンド160円で換算）の支出増を潜在的にもたらしている試算になった。

　その他の健康面への影響としては，死別を体験した当年だけでなく，死別の2年前，前後1年，死別後10〜16年のいずれの期間においても，死別体験者のメンタルヘルスの悪化が見られた。また，関連する先行研究では，精神科外来に通院する死別体験者の約3分の1が複雑性悲嘆（第5章）に直面していることも報告されている。

　ここで留意すべきは，スコットランドを含む英国社会では，精神科外来のような専門医療に直接かかることはできず，全国民が居住地域での

登録を義務づけられている general practitioner（以下 GP）と呼ばれる
開業医（一次医療を担う総合診療的な家庭医）から，紹介してもらう必
要がある点である。つまり，英国の死別体験者にとって医療との最初の
接点は GP であり，一次医療の次元でグリーフカウンセリングその他の
グリーフケアが提供されることがある。この一次医療におけるグリーフ
関連の診療コストについても SECOB は試算しており，2010年～2011年
の１年間で，少なく見積もっても約220万ポンド（約3.5億円）に上ると
推計している。

　収入については，死別前後各10年間の収入を，死別を体験した者とし
ていない者とで比較したところ，統計的に意味のある差は認められなか
った。しかし，就労については，死別体験者のほうが，死別した年およ
びその後２年にわたって就労率が低い結果となった。また，SECOB と
関連のある先行研究では，死別体験者の多くが忌引休暇または潜在的な
忌引休暇（病気休暇，無給休暇などの活用）により休職していること
と，休職後に復職しているが，休職前よりも機能低下を起こして生産性
に影響が出ることが報告されている。つまり，職場の人間が大切な人と
の死別によりグリーフに直面すると，不調により休職や欠勤が続くなど
のアブセンティーズム（absenteeism）と，出勤しても不調が続き生産
性が上がらないなどのプレゼンティーズム（presenteeism）が起きる可
能性が高まる，ということである。

（2）忌引休暇制度のグリーフに対する社会的影響

　忌引休暇とグリーフに関して日本社会に目を転じると，日本の企業や
公的機関の多くが就業規則で定める親等に基づく忌引休暇制度は，公認
されない悲嘆とアブセンティーズムおよびプレゼンティーズムを引き起
こしうることに思い当たる。死別の相手が友人，恋人，法的に認知され

ないパートナー，あるいはペット（伴侶動物）などである場合，それら
が自分にとってどんなに大切な存在であったとしても，親族関係にない
ために忌引休暇を取得できないことが多い。そうなると，当の死別体験
者は，社会から喪失対象との関係を認めてもらえないことになり，公認
されない悲嘆に直面する（第1章）。

　さらに，原則として親族関係における距離の遠近で取得できる日数が
定められているため，たとえば，一親等である親が亡くなれば最大7日
間の忌引休暇が取得できるのに，自分にとって親と同じく大切な存在で
あった三親等の伯（叔）父・伯（叔）母が亡くなっても，1日も忌引休
暇を取得できないといったことが起こる。こうしたケースでは，グリー
フに直面しつつも喪に服すこともできずに働き続け，結果的に心身の不
調を招いて長期休職に至るといったアブセンティーズムや，仕事を続け
てもグリーフの影響で生産性が上がらないといったプレゼンティーズム
に直面しうる。親族関係における距離が近いほどグリーフが重く，した
がって服喪の期間が長く必要であるとの前提により，結果的に苦しめら
れる人々がいる可能性を認識して，忌引休暇のあり方を再検討する必要
がある。

（3）葬儀が死別体験者の健康や社会経済に与える影響

　海外の先行研究では，葬儀や年忌法要などの宗教的周年行事への積極
的参加が死別体験者に好影響を与えることが明らかにされている
（Rando, 1989；Gamino et al., 2000）。近年日本でも，葬儀が死別体験
者の健康や社会経済に与える影響を調べる研究の端緒が開かれ，たとえ
ば，略式葬や直葬（通夜や告別式を行わず火葬場に直行する）を選択し
た遺族よりも伝統的な葬儀を選択した遺族のほうが，薬剤の服用やカウ
ンセリングなどの医療支援を求めることが少なく，費用も低く抑えられ

ていたとの分析結果が報告されている（Becker et al., 2020；近藤・ベッカー，2021）。伝統的な葬儀はグリーフに直面する死別体験者の健康に好影響を与えると同時に，医療費増加の抑制にも貢献している可能性が示唆されている。

3.　グリーフに対する社会的対応

グリーフの影響が個人の次元にとどまらず，社会・経済の次元に及ぶという事実は，社会的対応を要する事柄としてグリーフを位置づけ，社会をあげてグリーフサポートを展開する基盤となる。

（1）スコットランド社会のグリーフサポート体制

SECOB では研究結果を踏まえて，スコットランド政府に対して以下の提言に基づく社会的対応を要請している。①配偶者死別が死亡率の上昇だけでなく入院日数の長期化にも関連しているとの情報を，死別体験者に対するガイダンスや，ケア従事者向けの文書およびケア従事者との対話に含めるべきである。②一次医療における死別関連の診療コストが実際にはもっと多い可能性に鑑みて，より正確にコストの推測ができるよう適切なデータ収集を可能にするシステムを構築・提供すべきである。③健康経済学と高度な統計調査の有効性を踏まえ，死別の多様な社会経済的影響を解明し得る今後の研究を，関連助成機関とともに促進すべきである。

これらは，あくまでも1つの研究結果に基づく具体的な社会的対応に関する提言だが，そもそもグリーフに対して社会をあげて対応する必要性を当該社会が認識しなければ，グリーフサポートが充実した社会の実現は望めない。この点スコットランドでは，市民が直面するグリーフに対し，すでに1990年代初頭には社会的に対応することの重要性がスコッ

トランド政府により公的に表明され，2000年代半ばからは本格的に社会的なグリーフサポートの充実が図られてきた（Scottish Government, 2011）。

　スコットランド社会をあげてのグリーフサポートは，官・学・民の連携による協働体制を基盤とし，スコットランド政府はグリーフサポートに関する指針の策定や関連事業の資金提供を行い，NHS は主に医療者向けのグリーフ関連教育やグリーフサポート研修，あるいは小冊子の作成による情報提供などを担い，SECOB のような関連研究は大学が主導し，死別体験の当事者に対する実際のサポートは民間団体が主に提供してきている。

　数ある民間のサポート団体のなかで最大のものは，グリーフに直面する人々のサポートをスコットランド全域で展開する政府公認の慈善団体 Cruse Scotland である。Cruse Scotland は，英国全域で1959年以来グリーフサポートを展開してきた慈善団体 Cruse Bereavement Care（以下 Cruse）を母体とし，1990年代末の英政府による行政権の移譲によりスコットランド自治政府が成立したのを背景に，2001年にスコットランドの慈善団体として独立した。

　Cruse Scotland が提供するサービスは，スコットランドのどこに住んでいても共通の電話番号にかければ傾聴サービスが受けられる無料のホットラインや，インターネットのチャットによるグリーフカウンセラーの紹介，個別のグリーフカウンセリング，グリーフに関するセルフヘルプ資料の発行，グリーフに直面する子ども・若者・家族への専門家による支援の提供，サポートグループの運営，個人・学校・その他組織や団体に対するグリーフサポートについての研修・教育など，多岐にわたる（Cruse Bereavement Care Scotland, 2022）。

　こうしたサポート活動は，約250人のボランティアが担っている。ボ

ランティアは誰でもなれるわけではなく，選考の上厳しい訓練を受ける。訓練の内容は，グリーフとそのサポートに関する基本的なことだけでなく，スコットランドのカウンセリング・心理療法の専門職組織が認定した研修なども含まれる。また，一度訓練を受けたら終わりではなく，その後も継続して訓練を受け，さらにスーパービジョンも受けるなどして，無資格のボランティアながら専門的で質の高いグリーフサポートのサービスが提供できる体制が構築されている。そのため，グリーフに直面した自分の担当患者を，GP が信頼して Cruse に紹介するケースも少なくない（Davis，2016）。

　Cruse Scotland は，大人のグリーフに対してだけでなく，大人のものとは異なる特性をもつ子どものグリーフ（第4章）に関するサポートや教育も展開している。一例として，子ども向けにグリーフについてわかりやすくまとめたガイドブックの作成プロジェクトがある。このガイドブック the little book of loss（喪失に関する小冊子）は，小学生自身が絵を描くなどして作成に携わり完成させたもので，それぞれの絵には「どんなことが起きたとしても，それは君のせいではないんだよ」「泣くのはいいことなんだよ」「おこってもいいんだよ。でも，じぶんやほかの人をきずつけてはダメ」「楽しいことをしてもいいんだよ」など，子

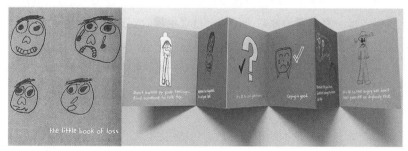

図2-1　the little book of loss

ども特有のグリーフを踏まえた支援的メッセージがつけられている（図2-1）。小さな子どもに死にまつわる事柄を教育するのは容易ではないが，このプロジェクトはそれを子ども自身にグリーフに関する子ども向けのガイドブックを作ってもらうことで実現している。そして，作成されたガイドブックはスコットランド社会で配布・活用されている（https://www.crusescotland.org.uk/media/1141/little_book_of_loss.pdfより閲覧・ダウンロード可能）。

（2）日本社会のグリーフサポート体制

　スコットランドと異なり，日本ではいまだ社会をあげてグリーフサポートを展開すべきとの認識は浸透しておらず，官・学・民の連携による協働体制も構築されていない。現状では，民間のセルフヘルプグループやサポートグループ（第13章）による草の根的なサポート活動が主流だが，Cruse Scotland のような規模と多岐にわたるサービスおよび高い品質保証を誇る組織は存在しない。しかし近年，民間のグリーフサポート団体と地方公共団体との連携・協働が散見されるようになってきた（第14章）。

　こうした官民連携の展開においては，地域包括ケアシステムの構築にグリーフサポートを明確に位置づけることが肝要であると思われる。厚生労働省は，高齢者の尊厳の保持と自立生活の支援を目的として，可能な限り住み慣れた地域で自分らしい暮らしを人生の最期まで続けることができるよう，地域の包括的な支援やサービス提供体制を確立する地域包括ケアシステムの構築を，2025年までに各地方公共団体において完了するよう推進している。

　このシステムの基本的構想では，「病院完結型医療」から「地域完結型医療」へのシフトが謳われ，「日常の療養支援」の一環として看取り

における緩和ケアの提供について簡潔に触れられてはいるが，グリーフサポートを明確に位置づけてはいない。ますます多死社会化が進行する日本社会における地域包括ケアシステムの構築では，誰もが直面する死や死別とそれに伴うグリーフに地域社会をあげて対応することが，市民により共有されるべきビジョンであると筆者は考える。こうしたビジョンの共有は，地域包括ケアシステム構築においては，「規範的統合」により推進可能である。

　ただし，グリーフサポートは高齢者に限らず子どもも含めた幅広い年代に求められるものであるので，地域包括ケアシステムにグリーフサポートを位置づけるにあたり，支援対象を高齢者に限定する現在のあり方を問い直す必要がある。現にグリーフサポート事業を展開する世田谷区（第14章）は，地域包括ケアシステムの「対象を高齢者だけではなく，障害者，子育て家庭，生きづらさを抱えた若者，生活困窮者など」を含む全区民に対象を広げて推進すると再定義している（世田谷区，2014，p. 36）。こうした再定義により，まさに生きづらさを抱えた若者であるグリーフに直面するヤングケアラー（親・大人に代わってケア役割を引き受け，家族の世話や感情面の支援を行っている未成年）なども，地域包括ケアシステムの枠組みでサポートすることができる。

**学習の
ヒント**

1. 自分はどのようにグリーフと社会の関係を認識しているのか，あらためて振り返ってみよう。
2. グリーフの社会経済的影響について，この章で取り上げたもの以外にどのようなものがあるか検討してみよう。
3. 日本社会で官・学・民連携によりグリーフサポートを展開する上で，どのような課題があり，それら課題をどのように解決できるのかを考えてみよう。

引用文献

Becker, C., Taniyama, Y., Kondo-Arita, M., Yamada, S., Yamamoto, K. How Grief, Funerals, and Poverty Affect Bereaved Health, Productivity, and Medical Dependence in Japan. *Omega : Journal of Death and Dying*, 85(3) : 1-21, 2020

Cruse Bereavement Care Scotland. Annual Report and Financial Statements for the Year Ended 31 March 2022 (2022)
　　https ://www.crusescotland.org.uk/media/1303/annual-accounts-2021-22.pdf

Davis, M. Cruse Bereavement Care. *British Journal of General Practice*, (66)653 : 605, 2016

Gamino, L.A., Easterling, L.W., Striman, L.S., Sewell, K.W. Grief Adjustment as Influenced by Funeral Events. *Omega : Journal of Death and Dying*, 41(2) : 79-92, 2000

ゴーラー, ジェフリー『死と悲しみの社会学』宇都宮輝夫訳, ヨルダン社, 1986

国立社会保障・人口問題研究所『日本の将来推計人口（平成29年推計)』(2017)
　　https ://www.ipss.go.jp/pp-zenkoku/j/zenkoku2017/pp29_gaiyou.pdf

厚生労働省『地域包括ケアシステム』
　　https ://www. mhlw. go. jp / stf / seisakunitsuite / bunya / hukushi_kaigo / kaigo_koureisha/chiiki-houkatsu/

近藤（有田）恵・ベッカー, カール「死別悲嘆に対する葬儀の変容する意味と社会的影響」『グリーフ＆ビリーブメント研究』第2号, 11-17頁, 2021

Rando, T.A. *Grief, Dying, and Death : Clinical Intervention for Care Givers*. Research Press, 1989

世田谷区『世田谷区地域保健医療福祉総合計画（平成26年度～平成35年度)』(2014)
　　https ://www.city.setagaya.lg.jp/mokuji/kusei/002/001/005/003/d00131796_d/fil/1.pdf

The SECOB Project Research Group. Socio-Economic Costs of Bereavement in Scotland : main study report (2013)
　　https : //calls.ac.uk/wp-content/uploads/secobMain.pdf

3 | 大人のグリーフ

坂口幸弘

《**目標＆ポイント**》 年を重ねていくなかで，死別を含む多くの喪失を経験する。配偶者や子，親との死別など故人との続柄別でのグリーフについて解説する。死別が及ぼす深刻な影響だけでなく，人間的成長の機会になりうることも紹介する。

《**キーワード**》 喪失，グリーフ，故人との続柄，ジェンダー，人間的成長

1. 大人が経験する喪失とグリーフ

（1）避けられない喪失

　人生は喪失の連続であるといっても過言ではない。与えられた時間の流れのなかで，私たちはさまざまなものを獲得し，一方で失っていく（坂口，2019）。「会者定離」という言葉があるように，この世は無常であり，出会った人たちともいずれは別れなければならないというのが定めである。自分が長生きすればするほど，多くの大切な人の死に直面することになる。必ずしも年齢順ではないが，祖父母を亡くし，親を亡くし，配偶者を亡くし，きょうだいを亡くしていく。親しかった友人たちも一人また一人と旅立っていく。長命となれば，子どものほうが先に亡くなることもありうる。また，不幸にして災害に遭遇し，大切な家族や住み慣れた家，財産や思い出を突然に奪われることもある。自身が事件や事故の被害者になることもあれば，家族が巻き込まれることもあるかもしれない。予想もしない出来事によって大切なものを失うことは，誰

の身にも起こりうることである。誰もが人生において喪失と無縁ではいられない。中年期以降になれば，これまでの人生を見渡すと，いたるところで大切な何かを失い，これからも失うであろうことに気づかされる。とはいえ，いつ，何を，どのように失うのかは人それぞれ大きく異なる。幼少期から多くの深刻な喪失に直面してきた人もいれば，そうでない人もいる。体験の数だけでなく，経験した喪失の重大性や衝撃の程度も，人によって違うであろう。多くの人にとって，大切な何かを失うことは，あまり考えたくない話題であるに違いない。しかし，その現実から逃れ続けることは難しい。避けられない喪失に対して，いかに失い，どのように向き合うのかは生きていく上での重要な課題である。

（2）私たちは何を失うのか

　喪失体験は，何を失うかによって，①「人物」の喪失，②「所有物」の喪失，③「環境」の喪失，④「身体の一部分」の喪失，⑤「目標や自己イメージ」の喪失に分類される（坂口，2022）。「人物」の喪失には，家族など大切な人との死別，離婚，失恋，親友との不和，親離れおよび子離れ，友人や先輩・後輩，先生，同僚，隣人との別離などが含まれる。「所有物」の喪失とは，大切にしていた物の紛失や損壊，ペットの死，財産や地位を失うことである。ペットを家族の一員と捉える飼い主にとって，その死，いわゆる「ペットロス」は強い衝撃となることがある（第15章）。「環境」の喪失としては，進学や就職，転勤，結婚，施設入所，海外移住等に伴い，生まれ育った故郷や住んだ家，思い出の場所を失うこと，求められる役割や生活様式が変わることなどが挙げられる。高齢者にとっては，長年住み慣れた家や土地を離れることは重大な喪失となるかもしれない。「身体の一部分」の喪失には，病気や怪我による手足の切断，失明，失聴，脱毛，抜歯などが含まれる。がんの治療

に伴い，乳房を失ったり，声を失ったりすることもある。老化による身体機能の低下も喪失体験の一つであるといえる。そして，身体的な自己の喪失の最たるものは，自分自身の死であり，すべての人に共通する人生で最後の喪失体験である。「目標や自己イメージ」の喪失とは，自分の掲げた夢や目標，自信，自らが思い描く自己イメージ，アイデンティティ，誇りや理想などを失うことである。ある出来事によって，これら5つに分類される喪失のどれか一つだけを失うのではなく，副次的に複数の喪失を経験することもある。たとえば失業した場合には，収入だけでなく自尊心や夢，仕事仲間なども同時に失いかねない。また，同時ではなくても，偶発的に身内が立て続けに亡くなったり，大病を患ったりなどの不幸が続くことも起こりうる。重複する喪失は，想定される以上の深刻なダメージをもたらしかねない。

（3）喪失に伴うグリーフ

　喪失に対する身体的・心理的な反応や症状は，グリーフ（grief）と呼ばれる。日本語では「悲嘆」と訳されているが，本来，グリーフは特定の反応を指すのではなく，さまざまな反応を含む症候群として捉えられている（坂口，2022）。すなわち，喪失によって経験されるのは，いわゆる悲しみだけではない。死別に対する主な悲嘆反応として，①悲しみ，怒り・いらだち，不安・恐怖，罪悪感，絶望，孤独感，喪失感などの「感情的反応」，②否認，非現実感，無力感，記憶力や集中力の低下などの「認知的反応」，③疲労，泣く，動揺・緊張，社会的引きこもり，探索行動などの「行動的反応」，④食欲不振，睡眠障害，免疫機能の低下などの「生理的・身体的反応」が示されており，これらは誰もが経験しうる反応である一方，悲嘆反応の種類や強さに関しては個人差が顕著であり，個人内でも変動するとされている（坂口，2022）。

　悲嘆は時間の経過とともに徐々に軽減される，一時的で正常な反応であり，基本的に疾患ではないが，通常ではない悲嘆がみられることもある。2019年に承認された世界保健機関（WHO）のICD-11（国際疾病分類第11回改訂版）では，死別に伴う新たな精神障害として，「遷延性悲嘆症（prolonged grief disorder）」がストレス関連障害の一つに位置づけられた。また2022年には，米国精神医学会のDSM-5の改訂版においても，遷延性悲嘆症が新たに正式な精神障害として追加されている。

2. 故人との続柄別でのグリーフ

（1）配偶者との死別

　事故や災害などで夫婦が同時に亡くなることはあり得るが，たいていの場合，仲の良い夫婦といえども，いつかは一方が先立ち，一方があとに残されることになる。ホスピス緩和ケア研究振興財団による2018（平成30）年の調査で，既婚者に対して，自分とパートナーのどちらが先に逝きたいかを尋ねたところ，男性では約8割が「妻より先に」と回答したのに対し，女性では「夫より先に」と「夫より後に」が半々であった。自分が先に死にたい理由としては，「先に失う悲しみに耐えられない」や「自分が死ぬときにいてほしい」が多い一方で，自分があとに死にたい理由としては，「最期を看取ってあげたい」や「パートナーの生活が心配」が多くみられた。いつ，どのような形でどちらが先に亡くなるかはわからないが，配偶者との死別は，どの夫婦にとっても決して他人事ではない。

　2020（令和2）年の国勢調査人口等基本集計の結果によると，配偶者と死別した人の割合は49歳以下では男女とも1％に満たないが，50歳代後半から徐々に増え始め，65歳以上の高齢者の場合，女性で36.4％，男性で9.5％である。75歳以上で見ると，その割合はさらに増加し，女性

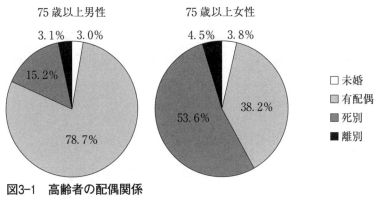

図3-1　高齢者の配偶関係
〔出典：令和2年国勢調査をもとに作成〕

　の53.6％，男性の15.2％が配偶者との死別を経験している（図3-1）。配偶者に先立たれる割合は，平均寿命が女性のほうが長いことと，夫のほうが年長者の夫婦が多いことから，全体的に女性のほうが高い。総務省統計局が発表した人口推計（2022年7月1日現在）において，65歳以上の高齢者が総人口に占める割合は29.0％であり，過去最高を更新し続けている。このような世界でも類を見ない超高齢社会においても，夫婦がそろって老後を迎えられるとは限らない（坂口，2021）。
　配偶者との死別は心身に深刻な影響を及ぼす可能性があり，「あとを追うように亡くなる」といわれるように，死別が死亡率を高める危険性すらある。死別と死亡率との関係に関するコホート研究のメタ分析結果によると，過去1年間に配偶者との死別を経験した人は，配偶者が健在の人に比べ，死亡率は男性で1.22倍，女性で1.03倍であることが示されており，特に65歳未満の若い年代や，死別から6か月未満において死亡率が高いことも併せて報告されている（Moon et al., 2011）。自殺リスクの関連性も示唆されており，2021（令和3）年版自殺対策白書では，

配偶者との死別や離別を経験した人の自殺リスクが高いことが報告されている。人口10万人あたりの自殺者数である自殺死亡率は，60歳以上の男性でみると，有配偶者の場合には19.3人であるのに対して，死別者では46.7人と2倍以上高かった。

　2021（令和3）年国民生活基礎調査によると，65歳以上の高齢者のいる世帯のうち，夫婦のみの世帯は32.0％であり，単独世帯の28.8％に次いで多い。子どもとの同居率が低下している昨今，配偶者との死別によって独居となる高齢者が増加している。特に配偶者と死別した独居の高齢男性において，一緒に過ごす相手や会話の機会がなくなり，一人で過ごす時間が増加する傾向が顕著であることが報告されており（小谷，2017），こうした社会的孤立は悲嘆を遷延化させかねない。

（2）子との死別

　子どもの死は，死別体験のなかでも特に衝撃の大きい体験の一つである。故人との続柄のうち，子との死別の場合に，悲嘆やうつ傾向が最も強いことが多くの研究で報告されている（Stroebe & Schut, 2001）。死別による死亡リスクに関して，対照群に比べて，死別から18年後までの，子どもを亡くした母親の死亡リスクは1.43倍であり，不慮の死から3年以内では3.84倍にもなることが報告されている（Li et al., 2003）。父親に比べ，母親のほうが死亡リスクは高く，狭心症や心筋梗塞などの心疾患による死亡リスクが高まるとの報告もある（Schorr, 2016）。また亡くなった子どもの年齢別でみると，母親の死亡リスクは対照群に比べ，子どもが10〜17歳の場合で1.31倍，18〜25歳の場合で1.15倍であるとの結果が示されている（Rostila et al., 2012）。幼い子どもを亡くした親の悲嘆反応としては，罪悪感や怒りが特徴的である（坂口，2022）。親としての責任が果たせなかったと自分を責める人や，医療者や周囲の

関係者などに怒りを向ける人も少なくない。子どもの死が夫婦関係に及ぼす影響については，離婚率が高まるとの報告がある一方で，互いの親密度が高まったとの報告もあり，必ずしも一致した結果が得られているわけではない（Archer, 1999）。

　子との死別に伴う重篤な悲嘆は，親子の絆の強さによるものであると示唆されている（金子, 2009；才木クレイグヒル, 1999）。子どもは希望や夢，期待を与えてくれる存在であり，遺伝子という形で自分の一部を未来につないでくれる存在でもある（Sanders, 1992/2000）。こうした親子の深い愛着や存在の大きさが，悲嘆の強さに関係していると考えられる。加えて，子との死別に関しては，その死の特異性も指摘しておく必要がある（坂口, 2022）。2021（令和3）年の厚生労働省の人口動態統計によると，20歳未満の死亡数は3,858名であり，全死亡者数に占める割合は0.27％に過ぎない。20代，30代の死亡数は11,661名であり，合わせても全死亡者数の1％程度である。それゆえ子どもや若年者の死は一般的ではない出来事であり，残された親の心情としては「なぜうちの子が……」という思いが強くなる。また子どもや若年者の死亡原因としては，全体に比べ，「自殺」や「不慮の事故」の割合が高く，突然の予期せぬ死である場合が多い（表3-1）。

　長寿化が進むなか，長生きすればするほど，周囲の人との死別を経験することになり，わが子が先に亡くなる可能性も高まる。しかし，子との死別に関する研究の多くは，幼子や若年者を亡くした親を対象としており，成人した子を亡くした高齢者を対象とした研究は限られている（Walter & McCoyd, 2016）。大半の高齢者は，わが子よりも自分が先に死ぬものと信じており，Van Humbeeck ら（2013）は，子に先立たれた高齢者は「なぜ私ではなく，あの子が先なのか……」と，自分がこの世に生きていること自体が悪いことのように感じる，いわゆる生存者罪悪

48

表3-1　年齢階級別の死因・死亡数・死亡率（人口10万対）・割合

年齢階級	第1位				第2位				第3位			
	死因	死亡数	死亡率	割合	死因	死亡数	死亡率	割合	死因	死亡数	死亡率	割合
全体	悪性新生物〈腫瘍〉	381505	310.7	26.5	心疾患	214710	174.9	14.9	老衰	152027	123.8	10.6
10〜14歳	自殺	128	2.4	29.0	悪性新生物〈腫瘍〉	82	1.5	18.6	不慮の事故	52	1.0	11.8
15〜19歳	自殺	632	11.5	52.5	不慮の事故	162	2.9	13.5	悪性新生物〈腫瘍〉	126	2.3	10.5
20〜24歳	自殺	1285	21.8	58.9	不慮の事故	239	4.1	10.9	悪性新生物〈腫瘍〉	157	2.7	7.2
25〜29歳	自殺	1241	20.9	53.4	悪性新生物〈腫瘍〉	225	3.8	9.7	不慮の事故	201	3.4	8.7

年齢階級	第4位				第5位			
	死因	死亡数	死亡率	割合	死因	死亡数	死亡率	割合
全体	脳血管疾患	104595	85.2	7.3	肺炎	73194	59.6	5.1
10〜14歳	先天奇形等	32	0.6	7.3	心疾患	21	0.4	4.8
15〜19歳	心疾患	39	0.7	3.2	先天奇形等	21	0.4	1.7
20〜24歳	心疾患	71	1.2	3.3	先天奇形等	28	0.5	1.3
25〜29歳	心疾患	147	2.5	6.3	脳血管疾患	36	0.6	1.6

〔出典：厚生労働省令和3年（2021）人口動態統計をもとに作成〕

感（survivor's guilt）を抱きがちであることを指摘している。人生に絶望し，亡き子との再会や苦悩の終焉を期して，自らの死を望む傾向があるとの報告もある（McCoyd & Walter, 2016）。また，身の回りの世話など頼りにしていた子どもを失うことで，将来への不安を強く感じる高齢者もいると考えられる。

（3）老親との死別

　中年期に入ると，年老いた親の介護の問題がしばしば浮上し，やがて親の死が現実味を帯びてくる。成人した子における老親との死別は，全体としてみれば，配偶者や子との死別に比べ，その影響は大きくないとされる（坂口，2022）。親からすでに独立した成人の場合では，配偶者との死別に比べると，家事や育児，金銭的問題など，死別に伴うストレス要因が少ないことが理由の一つと考えられる（坂口，2022）。加えて，子は成長して自らの生活が忙しくなるにつれて，親との関わりや愛着は弱くなっていくとの指摘もある（Burnell & Burnell, 1989/1994）。また，老親の死は自然の摂理として受け入れられやすいことも理由として挙げられるが，親の年齢が比較的若い場合や，突然の予期せぬ死，事件・事故や災害，自殺など死の状況によっては必ずしも該当しない。厚生労働省の2021（令和3）年簡易生命表によると，平均寿命は男性が81.47年，女性が87.57年であり，50年前に比べて10年以上も延び，長寿化が進んできた。現在では，70代での死は，遺族にとっては早すぎる死と言えなくもない。"大往生"という言葉があるが，故人が何歳であったとしても，「まだまだ生きてほしかった」と思う遺族にとっては，不快に感じることもある（坂口，2012）。

　近年，親と同居する中年未婚者，言い換えれば，老親と中年の未婚子からなる世帯が増加している。藤森（2021）によると，親と同居する40代・50代の未婚者は，1995年は113万人であったが，2015年には341万人となり，40代・50代人口に占める「親と同居する未婚者」の割合も，1995年の3.1％から，2015年には9.9％に上昇している。2020（令和2）年の国勢調査によると，50歳時の未婚率，いわゆる生涯未婚率は1995年頃から急上昇し，2020年では男性が28.3％，女性が17.8％であり，40代・50代の未婚者数は約687万人にのぼる。そのうち56.4％が親と同居

しており，その約半数は片親のみである。生活・経済面や心理面におい
て，亡き親への依存度が高かった場合には，その死の衝撃はきわめて大
きなものとなる可能性が考えられる。そして，親が死を迎え，両親とも
にいなくなることは，成人した子どもにとって，自分が家族の中で最も
古い世代となることを意味する。次に死ぬのは自分であると，自分自身
の死を強く意識し，残された時間についてより考えるようになるかもし
れない。

3. グリーフとジェンダー

ジェンダーとは生物学的性差（性別）に対して，社会的，文化的に形
成された男女の性格や能力等の特性・性差を指す用語である（岩波哲
学・思想事典，1998）。「男性は強くなければならない」「女性は感情的
になりやすい」などは，その一例であり，悲嘆においても女らしさや男
らしさといったジェンダー・ステレオタイプがみられる（坂口，2022）。
Doka & Martin（2010）は悲嘆の生物学的性差ではなく，女性的／男性
的な悲嘆を想定し，「直観的な悲嘆様式」（intuitive pattern）と「道具的
な悲嘆様式」（instrumental pattern）という概念を提唱している（表3-
2）。直観的な悲嘆様式の人は，つらい感情を自発的に表現し，自らの体
験を他の人と共有することを望む一方，道具的な悲嘆様式の人は，悲し
みや不安，孤独感，思慕などの感情を経験するが，それらの強さは比較
的小さく，死別体験に対して理知的に対処しようとし，感情よりも課題
を議論することを望む（坂口，2022）。

Doka & Martin（2010）によると，両者は互いに独立したものではな
く，連続体の両端であり，遺族の多くは両方の要素を併せもっており，
純粋にどちらかのみの悲嘆様式という人はまれで，2つの様式の差異
は，どちらの要素に比重が置かれているのかという程度の違いに過ぎな

表3-2　直観的な悲嘆様式と道具的な悲嘆様式

直観的な悲嘆様式

1. 感情が強く経験される
2. 泣いたり，嘆き悲しんだりという感情表出は内的な経験を反映している
3. 感情を十分に経験し，表出することが，うまくいく適応的な戦略である
4. 混乱や集中力の低下が長期に及ぶ
5. 身体的な疲弊や不安が見られるかもしれない

道具的な悲嘆様式

1. 感情よりも思考が優勢である。感情はあまり強くない
2. 感情について話すことを嫌う
3. 自分自身や環境を統制することが最も重要である
4. 問題解決という戦略は，感情を統制し，環境をコントロールすることを可能にする
5. 認知機能の不全は短期間であることが通常である
6. 活力は改善されるが，覚醒症状は見過ごされがちである

〔出典：Doka & Martin（2010）をもとに筆者が作成〕

い。両方の悲嘆様式の要素が同程度の割合の場合は，「混合した悲嘆様式」（blended pattern）と呼ばれるが，悲嘆様式には優劣はなく，混合した悲嘆様式が理想的な悲嘆様式というわけではない。悲嘆様式の傾向は，同じ家族の中でも一人ひとり異なる。悲しみをあまり表現せず，理知的に対応している道具的な悲嘆様式の人の反応に対して，深い悲しみを一人で抱えている直観的な悲嘆様式の人は，彼らがさほど落ち込んでいないと誤解し，不信感を抱くことがあるかもしれない。

　感情を表出し，他者と共有することは，伝統的に女性の特性と捉えられてきたため，直観的な悲嘆様式は女性と結びつけられがちであるが，Doka & Martin（2010）は，女性は直観的な悲嘆様式であり，男性は道具的な悲嘆様式であると決めつけることは間違いであるとし，生物学的な性に関係なく両方の悲嘆様式が認められることを強調している。悲嘆

様式はたしかに社会的性役割によって影響されるものの，パーソナリティや過去の経験など他の要因も関係しており，社会的性役割によってのみ決定されるわけではない。

　直観的な悲嘆様式傾向の男性において，伝統的な男性性役割意識を有していた場合，たとえ泣きたいと感じていたとしても人前では泣くのを我慢したり，強くあろうと見せかけたりすることがあるかもしれない。このような遺族の内的体験と必ずしも調和しない形で，悲嘆の表出を抑制することは「不協和な悲嘆様式」（dissonant pattern）と呼ばれ，悲嘆のプロセスに負の影響を及ぼしかねないとされる（Doka & Martin, 2010）。

4．グリーフと人間的成長

　死別を含む困難な出来事や外傷体験を経験した人々における肯定的な変化や人間的な成長は，外傷後成長（posttraumatic growth：PTG）と呼ばれる。従来の疾病モデルを見直す動きを背景に，1990年代から2000年代にかけて，心理や医療・福祉，教育などの学術分野で，研究が盛んに行われたテーマである。外傷後成長とは「大変な心の苦しみを伴う出来事の精神的なもがきの結果生じる，ポジティブな変容」と定義される（Tedeschi & Calhoun, 2004；宅, 2016）。ストレス関連成長，有益性発見などと呼称されることもある。

　外傷後成長を評価・測定するための汎用尺度として，Tedeschi & Calhoun（1996）が開発した Posttraumatic Growth Inventory がよく知られている。この尺度では，①他者との関係，②新たな可能性，③人間としての強さ，④スピリチュアルな変化，⑤人生に対する感謝の5領域で外傷後成長を捉えている。5つの PTG の領域の中で，「人生に対する感謝」は国や文化にかかわらず広くみられるのに対して，「人間として

の強さ」や「スピリチュアルな変化」は文化によって大きな違いがあるとされる（宅，2014）。

　外傷後成長の生起過程に関して，Tedeschi & Calhoun（2004）の理論モデルによると，深刻な出来事が個人のもつ世界についての想定を打ち砕くとき，人はその体験の意味を探求すべく動機づけられ，その過程で現れるのが外傷後成長であると理解されている。しかし一方で，成長は複数の過程から生じるもので，他者との体験の共有や他者への依存を通して人間関係での肯定的変化がみられるとの意見（McMillen，2004）や，自尊心を維持するための認知的な防衛反応に過ぎないのではないかとの指摘（Taylor，1983；Davis & McKearney，2003）もある。また，理論モデルの改訂版では，外傷後成長が必ずしも最終的なゴールではなく，その経験が「現実の受容」や「英知の拡大」をもたらすことを通じて，ウェルビーイングや人生に対する満足度を高めることが示されている（宅，2016）。

　こうした困難な出来事を通しての人間的成長を理解する上で留意すべき事柄として，①人はすべての面において成長を経験するわけではなく，また何の成長も経験しない人もいること，②成長がみられたからといって，苦痛や苦悩を経験していないわけではないということ，③成長が経験されるからといって，悲劇や喪失は望ましいこと，必要なことと捉えられるべきではないこと，の3点が指摘されている（Calhoun, & Tedeschi，2001/2007）。

1. 私たちが人生のなかで経験する喪失体験にはどのようなものがあるの
   かを考えてみよう。
2. 故人との続柄別でのグリーフの特徴について整理してみよう。
3. 死別に伴い，どのような人間的な成長がみられるのかについて具体的
   に考えてみよう。

引用文献

Archer, J. *The nature of grief: The evolution and psychology of reactions to loss.* London : Brunner-Routledge, 1999

Burnell, G.M., Burnell, A.L. *Clinical management of bereavement: A handbook of healthcare professionals.* New York : Human Sciences Press, 1989（長谷川浩・川野雅資（監訳）『死別の悲しみの臨床』医学書院，1994）

Calhoun, L.G., Tedeschi, R.G. Posttraumatic growth : The positive lessons of loss. In R Neimeyer（Ed.）*Meaning reconstruction and the experience of loss.* Washington, DC : *American Psychological Association.* pp. 157-172, 2001（富田拓郎・菊池安希子（監訳）『喪失と悲嘆の心理療法』金剛出版，2007）

Davis, C.G., McKearney, J.M. How do people grow from their experience with trauma or loss? *J Soc Clin Psychol,* 22 : 477-492, 2003

Doka, K.J., Martin, T.L. *Grieving beyond gender: Understanding the ways men and women mourn, revised edition.* New York : Routledge, 2010

藤森克彦「中年未婚者の生活実態と老後への備えに関する分析—「単身世帯」と「親と同居する世帯」の比較—」『年金研究』15：52-76，2021

藤永保（監）『最新心理学事典』平凡社，2013

廣松渉・他編『岩波　哲学・思想事典』岩波書店，1998

金子絵里乃『ささえあうグリーフケア』ミネルヴァ書房，2009

小谷みどり「配偶者と死別したひとり暮らし高齢者の幸福感；友人関係の視点から」『ライフデザインレポート』222：1-14，2017

厚生労働省『令和3年（2021）人口動態統計』
https://www.mhlw.go.jp/toukei/saikin/hw/jinkou/kakutei21/index.html（2022年

10月1日閲覧）

厚生労働省『令和3年版自殺対策白書』
　https://www.mhlw.go.jp/stf/seisakunitsuite/bunya/hukushi_kaigo/seikatsuhogo/jisatsu/jisatsuhakusyo2021.html（2022年10月1日閲覧）

厚生労働省『令和3年簡易生命表』
　https://www.mhlw.go.jp/toukei/saikin/hw/life/life21/index.html（2022年10月1日閲覧）

厚生労働省『令和3年国民生活基礎調査』
　https://www.mhlw.go.jp/toukei/list/20-21.html（2022年10月1日閲覧）

Li, J., Precht, D.H., Mortensen, P.B., et al.　Mortality in parents after death of a child in Denmark : *A nationwide follow-up study.*　Lancet, 361（9355）: 363-367, 2003

McCoyd, J.L.M., Walter, C.A.　*Grief and loss across the lifespan ; A biopsychosocial perspective（second edition）.*　Springer Publishing Company, NY, 2016

McMillen, J.C.　Posttraumatic growth : What's it all about? *Psychol. Inq*, 15 : 48-52, 2004

Moon, J.R., Kondo, N., Glymour, M.M., et al.　Widowhood and mortality : *A meta-analysis.*　PLoS ONE, 6（8）, e23465, 2011

Rostila, M., Saarela, J., Kawachi, I.　Mortality in parents following the death of a child : a nationwide follow-up study from Sweden.　*J Epidemiol Community Health.* 66（10）: 927-933, 2012

戈木クレイグヒル滋子『闘いの軌跡：小児がんによる子どもの喪失と母親の成長』川島書店，1999

坂口幸弘「超高齢社会における死別とグリーフケア」『老年看護学』25（2）: 16-20，2021

坂口幸弘『増補版悲嘆学入門―死別の悲しみを学ぶ』昭和堂，2022

坂口幸弘『死別の悲しみに向き合う―グリーフケアとは何か』講談社現代新書，2012

坂口幸弘『喪失学―「ロス後」をどう生きるか？』光文社新書，2019

Sanders, C.M.　*Surviving grief... and learning to live again.*　New York : John Wiley & Sons, 1992（白根美保子（訳）『死別の悲しみを癒すアドバイスブック』筑摩書房，2000）

Schorr, L., Burger, A., Hochner, H., et al. Mortality, cancer incidence, and survival in parents after bereavement. *Annals of Epidemiology*, 26(2) : 115–121, 2016

総務省統計局『令和2年国勢調査』

https://www.stat.go.jp/data/kokusei/2020/kekka.html（2022年10月1日閲覧）

Stroebe, W., Schut, H. Risk factors in bereavement outcome : A methodological and empirical review. In MS Stroebe, RO Hansson, W Stroebe, et al. (Eds.) *Handbook of bereavement research consequences, coping, and care* (pp. 349–371). Washington, DC : American Psychological Association, 2001

宅香菜子『悲しみから人が成長するとき―PTG』風間書房，2014

宅香菜子「PTGとは―20年の歴史」宅香菜子（編）『PTGの可能性と課題』金子書房．pp. 2–17, 2016

Taylor, S.E. Adjustment to threatening events : A theory of cognitive adaptation. *Am Psychol*, 38 : 1161–1173, 1983

Tedeschi, R.G., Calhoun, L.G. Posttraumatic growth : Conceptual foundations and empirical evidence. *Psychol. Inq*, 15 : 1–18, 2004

Tedeschi, R.G., Calhoun, L.G. The Posttraumatic Growth Inventory : Measuring the positive legacy of trauma. *J Trauma Stress*, 9 : 455–471, 1996

Van Humbeeck, L., Piers, R.D., Van Camp, S., et al. Aged parents' experiences during a critical illness trajectory and after the death of an adult child : a review of the literature. *Palliat Med*, 27(7) : 583–595, 2013

参考文献

坂口幸弘『増補版 悲嘆学入門―死別の悲しみを学ぶ』昭和堂，2022

坂口幸弘『死別の悲しみに向き合う―グリーフケアとは何か』講談社現代新書，2012

坂口幸弘『喪失学―「ロス後」をどう生きるか？』光文社新書，2019

宅香菜子（編著）『PTGの可能性と課題』金子書房，2016

4 | 子どものグリーフ

髙橋聡美

《**目標＆ポイント**》 子どものグリーフの特徴を理解し，乳幼児期から AYA 世代に至るまでの発達のなかで必要となる支援について知る。どのような関わりが子どものグリーフワークになるかグリーフサポートの実際について理解を深める。

《**キーワード**》 子どものグリーフ，AYA のグリーフ，自殺予防教育，がん教育，グリーフプログラム

---

1. 子どもを取り巻く死のテーマ

（1）インターネット時代の死

　2021年の国民生活基礎調査によると，18歳未満の児童がいる世帯のうち，核家族世帯は82.6％を占めている。親と子どもだけの世帯が増え，現代の子どもたちは祖父母の死も身近にない環境にある。その一方で，インターネットやゲームの世界では死が頻繁に取り扱われている。いわゆる Z 世代と言われる若者はテレビ・新聞などマスメディア離れが顕著で，主な情報源はインターネットである。マスメディアは発信する人が限られているが，YouTube や SNS 等は誰でも投稿でき，マスメディアよりも残酷なシーンも多く含まれる。2022年に起きたロシアのウクライナへの侵攻は，リアルタイムに現地から映像が投稿され，私たちはマスメディアより早く SNS によってその情報を得ることができた。死に関することも身近な人の死より，インターネット上で得られる情報のほう

がはるかに多い。

（2）教育で取り扱われる死

　GIGAスクール構想[注1]で学校のICT化が急速に定着するなか,「がん教育」と「自殺予防教育」も同時に進められている。

　がん対策基本法と自殺対策基本法はいずれも2006（平成18）年に成立した法律である。

　がん対策推進基本計画2012（平成24）年において,「子どもに対しては,健康と命の大切さについて学び,自らの健康を適切に管理し,がんに対する正しい知識とがん患者に対する正しい認識をもつよう教育することを目指す」とされた。

　自殺予防教育に関しては,2016（平成28）年の自殺対策基本法改正時の大綱で各学校は自殺予防教育を行うよう努めることが定められた。

　がんは国民の2人に1人がかかる疾患で,早期発見によって治療も可能であるが,国民の3人に1人はがんで亡くなっていることから,「死」のイメージが強い。また,AYA世代[注2]のがんによる死亡も少なくなく,児童生徒のなかにもがん遺児が少なからず在籍していることを踏まえ,がん教育の実施にあたっては,「家族をがんで亡くした児童生徒等がいる場合」や「がんに限らず,重病・難病等で家族を亡くした児童生徒等がいる場合」は配慮すると,グリーフの視点からの配慮が明記されている。

　自殺予防教育においても,身近な人を自死で亡くしているグリーフを抱える児童生徒へはもちろんのこと,子ども自身に希死念慮がある場合も想定し配慮がなされている。

　2020（令和2）年に,11年ぶりに日本の自殺者数が増加に転じた。コ

注1）GIGAスクール構想とは,義務教育を受ける児童生徒のために,1人1台の学習者用PCと高速ネットワーク環境などを整備する計画。

注2）AYA世代とは,Adolescent and Young Adult（思春期・若年成人）の頭文字をとったもので,思春期（15歳〜）から30歳代までの世代を指す用語。

ロナ禍の影響で，若い女性の自殺が急増したのがその一つの要因である。このデータの「母親を自死で亡くす遺児たちも増えている」という点は見逃せない。

　がん教育と自殺予防教育，どちらも「死」と関わりの深いテーマであるが，自殺については社会の偏見が根強く，自殺予防教育はなかなか進んでいないのが現状である。教育現場でも自死への偏見の払拭はまだまだ長い道のりであると実感する。

2. 大切な人を亡くした子どもの気持ち

（1）死の理解

　子どもにとって家族や大切な人の死，とりわけ親の死は現在の子どもの生活だけではなく，未来にも大きな影響を与える。子どものグリーフの反応は大人と同じような反応を示すが，発達段階やその子の成長によって，死への理解が異なるため反応も多様である。

　幼児期は死が取り返しのつかないもの，生き返らないものといった，死のもつ不可逆性・不可避性が十分には理解できず，亡くなった人に対し「いつ起きるの？」と大人に訊ねることが多々ある。また「いつ帰ってくるの？」と，いつまでもその人の帰りを待つような言動も珍しくない。たとえば，「天国に行ったんだよ」と周囲の大人が説明すると，「天国に出かけて帰って来る」と思っていることもある。さらにこの時期は自己中心性を特徴とした思考をもち，大人では考えそうもない発想で死を自分と関連付けて考えていることがある。「お父さんが事故で死んだのは私が悪い子だったからだ」「僕がママなんか大嫌いって言ったから神様が連れて行った」など，大切な人の死が自分のせいなのではないかと思い込む傾向がある。

　死の概念の理解ができるようになるのは小学校高学年以降とされてお

り，この年になると多くの子どもが「生き返らないもの（不可逆性）」「避けられないもの（不可避性）」「誰にでも必ず訪れるもの（普遍性）」と死について理解ができるようになる。その一方で，子どもたちは「なぜ死んだのか」「死んだあとはどうなるのか」といったことを知りたいと強く思っており「なんで死んだの？」「死んだらどうなるの？」と周りに問いかけることがよくある。

　身近な人の死に対する反応は大人でも人それぞれだが，個別性に加え子どもの場合は発達段階によって死の理解が異なるため，死別後の子どもの反応は一見大人からすると理解しにくく，グリーフケアの必要性も認識されづらい。

（2）子どものグリーフの反応

　これまでたくさんの交通遺児，病気遺児，震災遺児，自殺遺児に出会ってきたが，同じ体験の子どもはおらず，それぞれの子どもに死別までの経緯があり，グリーフの物語がある。

　とりわけ子どもにとっての死別では，その体験が死を理解できる年齢であったかなどがその後のグリーフに大きな影響をもたらす。死を実感できない幼い子どもにとっては死別と言えないのかもしれない。

　グリーフの表現として現れるさまざまな反応は，エネルギーという力の概念で言い表すこともできる。遺された子どもの反応は3つに大別される。引きこもる（小さいエネルギー），行動が外へ出る（大きいエネルギー），一見，何事もないように振る舞う（中くらいのエネルギー）。しかし，遺児の反応がこの3つのどれか一つだけということではなく，3つの反応がいろいろな場面で入れ替わり立ち代わり出てくる。大暴れすることもあるし，いい子になり大人を支える側に回ることもある。これらのエネルギーの反応は身体に現れたり，心理面で現れたり，社会生

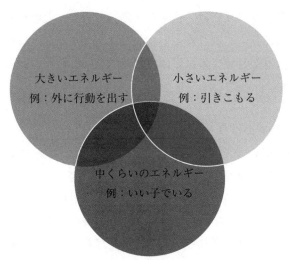

図4-1　グリーフのエネルギー

表4-1　大切な人を亡くした子どもの反応

情緒面	悲しみ・怒り・泣く・恐れ・不安・気分のむら・抑うつ・興奮・罪悪感・自尊心が低くなる・未来に希望がもてない
行動面	乱暴・落ち着かない・はしゃぐ・上の空になる・何事もなかったように振る舞う・活気がない
身体面	頭痛・腹痛・倦怠感・めまい・食欲不振・不眠
社会面	退行・親から離れない・攻撃的な行動・引きこもる・学習に集中できない／勉強に打ち込む

活面で現れる（表4-1）。死別後の子どもの反応は百人いたら百通りである。涙を流す子もいれば，涙を見せないで気丈に振る舞う子もいる。また，「こうあるべき」という反応もない。

　精神面では，気分が沈む・涙もろくなる・よく眠れないなどが起き，身体面では，ご飯が食べられない・腹痛や頭痛が起きるなどが生じる。

これらのグリーフの反応は「正常な反応」である。大切な人を亡くしたあと，食欲もありよく眠れるということはあまりなく，眠れない，食欲が落ちるというグリーフの反応は異常ではないということをまずは理解しておきたい。

（3）子ども特有のグリーフの表現

　これらの反応の多くは大人のグリーフの反応と共通するものであるが，トイレに行けなくなったり，自分でご飯を食べられなくなったり，親から離れないなどのいわゆる赤ちゃん返り（退行現象）は子ども特有の反応である。また，学校生活においても授業に集中できず勉強が遅れてしまう，普段よりも怒りっぽく，物や友だちに八つ当たりをするというようなこともある。特に自身の気持ちを言語化できない年齢の子どもは，言葉ではなく行動面で表現しがちである。勉強についていけない，乱暴な行動をとるなどのグリーフの反応は，大人側からは単なる「問題行動」のように見え，大人たちは問題の対応に苦悩する。その子どもの背景を考慮して心情を理解すると，実はその「問題」はグリーフの表現であったということが多々ある。

　子どもは自分と他者との境界が脆弱で，大切な人の死を自分と結び付けて考えてしまうことがある。たとえば「お父さんがんになったのは

表4-2　「死」に関する子どもの疑問

```
＊死んだのは，自分のせい？
＊僕（私）も死ぬの？
＊お母さん（お父さん）も死ぬの？
＊僕（私）も同じように死ぬ？
＊どうして死んだの？
＊死んだ人はどこに行くの？
＊死んだらどうなるの？
```

私のせい？」「お母さんが事故に遭ったのは私が悪い子だからだ」などという言動がよく見られる（表4-2）。

3.　グリーフを抱える子どもたちへの接し方

（1）死別体験後の子どもへの周りの反応

　死別体験をした子どもたちから「学校では亡くなったパパ（ママ）のことを話せない」「誰にも言えない」という話をよく聞く。なぜ話せないか尋ねると「自分は話しても大丈夫だけれど，話すと相手にびっくりされる」「こんな話をしてごめんね」という気持ちになると言う。ある子は，自己紹介のときに家族の紹介もしてくださいと言われたので「ママと二人暮らしでパパは死んじゃっていません」と話したら，あとから職員室に呼ばれて「あんなこと，わざわざ言わなくていいんだよ」と注意されたと話す。

　この子に限らず，学校は亡くなった人のことは話しにくい雰囲気があり，周囲も腫れ物に触るように，あえて触れないでいることが多い。

　死別体験後の子どもの様子を見たときに，「親が亡くなったあとに泣かずにいるのはおかしい」「あんなに気丈にしていて大丈夫か」など大人は評価をしがちである。そのため，「泣いたほうがいいよ」と感情表現を促したり，逆に泣いてる子がいると，なんとか泣き止ませて前へ進めさせてあげたいと，アドバイスをし励ましたりもする。

　「ママのぶんまでがんばるんだよ」「パパが天国で見てるからママを支えるんだよ」といった遺児への声掛けはよくある光景だが，これらの声掛けは，子どもに対して役割を強いる行為となる。ヤングケアラーの役割を担うことになり，子どもらしい時間や空間を失いかねない。

　泣かずに踏ん張っている子を見たら泣くように促したり，泣いていたら「泣くな」と励ますなど，私たちは死別後の子どもを目の前にしたと

64

き，意外とその人のグリーフの表現をありのままに受け入れられないという自覚が必要であるように感じる。

（2）子どもへの関わり方

グリーフを抱える子どもと接する際は，こちらが何か話すより，子どもの気持ちを「まるっと受け止め（受容）と詳しく聴く（傾聴）」に徹することが大切である。どんなことを感じているかは子どもに聞かないとわからない。子どもの状態を評価したり，自分の経験からアドバイスをしたりしないで，子どもに見えている情景を見させてもらうことがサポートとなる。

① アドバイスしない

話も聴かないでアドバイスをすると，子どもは「わかってもらえなかった」「聞いてもらえなかった」と感じる。大人たちはどうしても解決をしたいと思いがちでアドバイスをしてしまうが，アドバイスで混乱することもある。

② 励まさない

大切な人を亡くした子どもを目の前にすると「かわいそうに」という思いが強くなり，見るに堪えかねて，心理的な逃避として陽気に振る舞ったり，「なかったこと」のように振る舞ったりすることがある。なかったことのようにされると，子どもは亡くした人の尊厳を傷つけられ，グリーフを軽視されたように感じる。明るく振る舞い安易に勇気づけることをせず，ありのままの子どもを受け止めることがサポートとなる。

③ 意味づけをしない

子どもを勇気づけたり，励まして前を向かせたりしたいという気持ちが強くなると，「時間が解決してくれる」と元気づけようとしたり，「神様は乗り越えられる試練しか与えない」などそのことの意味づけをした

りしがちになる。喪失体験をどのように人生の中に位置づけ意味づけを
していくかは本人にしかできない作業である。勝手に意味づけをしない
で，どのようにその死を受け止めていくか子どものペースでグリーフと
向き合えるように手伝うことが肝心である。

④　決めつけない

　大人は自分の経験から「きっとこんな気持ちだろう」と想像して決め
つけることがよくある。また，子どもの話を聴くなかで「わかる，わか
る。私もお父さんをがんで亡くしてね……」など，自分のグリーフの話
をしだす大人もいる。そうすると子どもは聞き役になる。「死別体験」
という体験自体は同じだが，死因や関係性などによりそのプロセスや感
情は全く異なる。「わかるわかる」と安易に言うと「わかってもらえな
い」という気持ちにさせてしまう。その子どものグリーフについて最も
詳しいのはその子自身ということを念頭に，誠実に話を聴いて理解した
い。

表4-3　遺児への対応

①　アドバイスしない 　　話も聴かないでアドバイスをすると，聞いてもらえなかったと思う 　　アドバイスで混乱することもある ②　励まさない 　　陽気に振る舞うと「なかったこと」にされたような気分になる ③　意味づけをしない 　　「神様は乗り越えられる試練しか与えない」など勝手に意味づけない 　　意味づけは本人がするもの ④　決めつけない 　　きっとこんな気持ちだろうと想像して決めつけない 　　私はあなたがわかる（同じような経験をしたから） 　　遺児の心理は○○だとステレオタイプの理解をしない

〔出典：髙橋聡美『教師にできる自殺予防』教育開発研究所，2020〕

表4-4　子どもの悲嘆を複雑化させる要因

予期しない突然の死
暴力による死（犯罪・自殺を含む）
現実味のない死
経済的危機
世話する人が複数人いる場合
大人からのサポートや愛情が足りない場合
親が精神的に不安定もしくは子どもに依存的
罪責感が強い場合
周囲のサポートが不足している場合
もともと精神的な病気を抱えている場合
幼児期の母親の死
5歳以前，思春期以前の死別体験
故人との関係がアンビバレントな場合

（3）子どものグリーフを複雑にする要因

　グリーフが複雑化すると悲嘆が長引いたり身体症状や抑うつ状態が強く出たりといった症状が現れることがある。予期しない突然の死，暴力による死などは子どもの悲嘆を複雑化させる要因である（表4-4）。事故や災害，自殺などは「予期しない突然の死」に該当するが，終末期疾患でも子どもに予後を知らせていない場合は子どもにとっては「突然の死」となる。また，親の死後，経済的な危機に陥る場合や，親が精神的に不安定もしくは子どもに依存的な場合も悲嘆を複雑化させる要因となる。

4．子どものグリーフサポートの現状

　グリーフサポートは以下の 3 つのフェーズで行われる。

（1）日常のなかのグリーフサポート

　誰かと死別したときは葬儀などが執り行われる。葬儀・供養はグリー
フワークの一つであり，子どもにとっても大切なグリーフサポートとな
る。子どもと一緒に暮らす家族もまたグリーフの状態にあるため，幼稚
園・保育園・学校・近隣住民・親族などコミュニティのサポートが必要
である。一方で，「まだ小さいからわからないだろう」などの理由で子
どもへのグリーフサポートは軽視されがちである（公認されない悲嘆，
第 1 章）。また，前述したように，近隣の人や親戚から「お父さんがい
ないぶんあなたががんばりなさい」というプレッシャーをかけられた
り，学校内においても親の死に触れることなく何事もなかったように過
ごしたりすることも多々あり，グリーフを誰にも話せず孤独感を抱く子

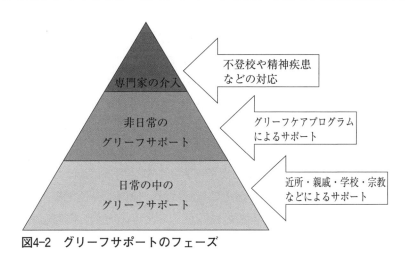

図4-2　グリーフサポートのフェーズ

どもも少なくない。地域の中でのグリーフサポートには，地域全体のグリーフの理解が必要となる。そのためには地域や学校，行政などに子どもたちのグリーフと向き合うための基本的な知識と子どもたちへの接し方を啓発していく必要があるだろう。

（2）プログラムによるグリーフサポート

　大切な人を亡くした子どもたちのグリーフサポートの場は，日本国内では30か所程度しかない。米国には全米で500か所以上の子どものグリーフプログラムが存在しており，日本のグリーフサポートが遅れていることがこの数字からもうかがえる。阪神淡路大震災や東日本大震災など大規模災害のたびに，多くの子どもが大切な人を亡くし，グリーフサポートもそのたびに注目されてきた。現在，日本で行われている子どものグリーフプログラムは，米国オレゴン州にあるダギーセンターのプログラムをモデルにした，遊びと会話中心のプログラムである。

　グリーフプログラムは「誰か大切な人を亡くした」子どもたちが集まるピア（当事者）グループによるグリーフワークである。プログラムは自由遊びを中心としたもので，亡くなった人のことも，自由に話せる。絵を描く・ままごと・ごっこ遊びのなかでグリーフが表現されることもあり，子どもは遊びを通して自分のグリーフと向き合う。プログラムで出会った子どもたちとの関わりのなかで「自分だけではない」という感覚をもて，体験を共有し認め合い，互いにエンパワーしていくことが可能になる。

　グリーフプログラムに参加した子どもたちは仲間と出逢うことで「ひとりぽっちじゃないんだ」「あそこに行けば，仲間に出逢える」という感覚を抱き，さらには，「学校の友達に，お父さんいないんだといつか話してみよう」「勉強がんばろう」「なんかなりたいもの考えてみよう」

「亡くなったお父さんのことお母さんに聞いてみよう」という前向きな
気持ちを抱けるようにもなる。大切な人を奪われた体験は理不尽でなす
すべもない経験であるが，子どもたちはプログラムを通して自分の側に
主導権を取り戻す経験を積んでいく。このプログラムを通して孤独感が
和らぎ，居場所があることを知り，また，大切な人との死別が「触れら
れないもの」から「触れられるもの」へ転換されていく。死が忌まわし
いものではなく，自分自身のかけがえのない経験や故人の思い出として
自分のものにできるようになる。

（3）専門家によるグリーフサポート

　グリーフの反応は時間の経過によって変化し，通常，徐々に自分の生
活を取り戻していく。グリーフの反応は病的反応ではない一方で，複雑
性悲嘆と呼ばれる悲嘆反応が長期化する場合がある。悲嘆が複雑化しう
つ状態や不眠状態が続いたり，「死にたい」「お母さんのそばに行きた
い」など希死念慮がある場合は，児童精神科医などの専門家による介入
が必要となる。

　子どもたちは成長の過程にあり，死別体験がその後，進学・就職・結
婚に影響する。経済的に困窮に陥れば進路にも制限が出てくる。心のサ
ポートのみならず，生活や就学が安定するような社会的サポートも必須
である。

　どの年齢で誰とどんな死別を体験したかによって子どもへの影響は異
なる。成長とともに理解していくこともあるし，成長とともに感じるグ
リーフもある。卒業・入学・結婚・子どもの誕生など，人生の節目で亡
き人を思いだすであろう。死別体験自体は過去のことでも，グリーフの
歩みは現在進行形で，成長とともにグリーフの反応も変化していく。子

どものグリーフサポートはその子の成長やグリーフの歩みに合わせて，長い期間の支援と捉えておく必要があるだろう。

 学習の ヒント

1．現在，教育でどのような形で死が取り扱われているかを理解しよう。
2．子どもの死の理解とグリーフの反応について理解しよう。
3．グリーフを抱える子どもへの接し方について大人と共通な部分，子どもの特徴を踏まえた関わりを整理しよう。

引用文献

がん教育共有サイト
　https://www.gankyouiku.mext.go.jp/#case
厚生労働省『令和3年国民生活調査』
　https ://www.mhlw.go.jp/toukei/saikin/hw/k-tyosa/k-tyosa21/dl/02.pdf
文部科学省『学校におけるがん教育の在り方について』
　https ://www.mext.go.jp/a_menu/kenko/hoken/1369993.htm
髙橋聡美『地域でできる自殺予防　基礎からわかるゲートキーパーの役割』日本医学出版，2022
髙橋聡美（編）『グリーフケア─死別による悲嘆の援助』メヂカルフレンド社，2012
髙橋聡美（監）『子どものグリーフを支えるワークブック─場づくりに向けて』梨の木舎，2013
髙橋聡美『教師にできる自殺予防─子どものSOSを見逃さない』教育開発研究所，2020
髙橋聡美（共著）『死別を体験した子どもによりそう─沈黙と「あのね」の間で』梨の木舎，2013
髙橋聡美『大切な人を亡くした人の気持ちがわかる本：グリーフケア　理解と接し方』法研，2022

5 | 喪の作業と複雑性悲嘆

石丸昌彦

《**目標＆ポイント**》　たいせつな存在との死別にあたって，人は悲嘆に陥りさ
まざまな困難を経験するが，時が経つにつれて現実を受け容れ，心の安定を
取り戻していく。しかし，ときにはこうした喪の作業が円滑に進まず，悲嘆
反応やそれに伴う抑うつ症状が長期間持続して人を悩ますことがある。こう
した事態を複雑性悲嘆と呼ぶ。本章では，複雑性悲嘆の概念と精神医学的診
断における位置づけを理解するとともに，喪失体験によって引き起こされる
さまざまな精神的変調について学ぶ。

《**キーワード**》　喪の作業，複雑性悲嘆，遷延性悲嘆症，ヒステリー，
ストレス障害

1.　喪の作業と死別反応

（1）死の受容（キューブラー=ロス）

　スイス出身の精神科医エリザベス・キューブラー=ロスは1960年代の
米国で末期状態の患者に対するインタビューを精力的に行い，その成果
を著書『死ぬ瞬間』にまとめた。そこでは，差し迫った死に直面した
人々が，これに対する反応として一連の心理的プロセスを示すこと，ま
た，そうしたプロセスを経て多くの人々が死の受容に至ることが報告さ
れている（表5-1）。

　この報告は，日常生活においてタブーとされがちな死の問題を正面か
ら扱ったものとして，大きな社会的反響を呼んだ。人が自分の死を受容

表5-1　キューブラー=ロスによる死の受容プロセス

否認	⇒	怒り	⇒	取引	⇒	抑うつ	⇒	受容

否認　死を受け入れず，検査結果などを疑って信じようとしない
怒り　「なぜ自分が」と運命に対して怒り，それを周囲にぶつける
取引　「心を入れかえる」など自身の努力により，運命が変わることを期待する
抑うつ　死が避けられないことを悟り，喪失感に圧倒され絶望に陥る
受容　死を受け容れ，心の安定を回復する

〔出典：エリザベス・キューブラー=ロス『死ぬ瞬間—死とその過程について』読売新聞社，1998〕

し得るという結論とあわせ，そこに至るまでの心理的プロセスの分析も示唆に富むものであった。同様のプロセスは，死の受容に限らず人生のさまざまな困難に際して認められるものであり，表5-1に示した定式は当初の文脈を超えて広く援用されるようになっている。

　喪失を伴うショッキングなできごとが起きたとき，「まさか」といった気持ちでその真偽を疑い，ついで「なぜそんなことが」と怒りを感じ，思い乱れた末に心が悲しみに沈むといった一連のプロセスは，多くの人が経験しているだろう。とりわけ，大事な存在を喪ったときの心の動きとして思いあたるところが大きいはずである。自分にとって大事な存在と死別することは，自分自身の一部が喪われることでもある。

　キューブラー=ロス自身が述べているとおり，喪失後にたどる心理的プロセスには実際には個人差がある。表5-1に示した定式が文字どおり正しいとは限らないが，それより重要ないくつかの示唆がここにある。

　その一つは，価値あるものを喪うという厳しい現実に直面して，人の心の中にさまざまな反応や動揺が生じることである。苦痛に満ちたそのような反応を自覚して，これをなだめたり克服したりする努力を無我夢中で人は行う。心理的なエネルギーや内的な資源を動員して行われる，

適応に向けての意識的・無意識的なそうした努力を「喪の作業（mourn-ing work）」と呼ぶのである。

　もう一つ重要なことは，自分自身の死といった絶望的な状況を前にしても，これを受容して心の平静を取り戻し維持するという作業を，多くの人々が現に為し得ていることである。たいせつな存在との死別といった深刻な喪失体験に際しても，喪の作業を経て立ち直り，バランスを取り戻して再適応する力が人には備わっている。

　ただしその力が十分発揮されるためには，一定の条件が満たされる必要があるだろう。状況次第では，回復に向かうプロセスが滞り悲嘆が長引いて重症化することもあり得る。そして，そのような事例は世間にも身の回りにも決して少なくない。

　本章では，悲嘆からの回復プロセスが円滑に進まずこじれる場合について，精神医学の領域でどのような分類や整理が為されているか見ていこう。

（2）死別反応（DSM-IV）と単純な死別（DSM-5）

　病気や心身の不調を診断するには，あらかじめ定められた診断基準が必要である。精神疾患の診断基準として，今日ではDSMとICDの二種類が知られている（表5-2）。両者は基本的にはよく似た分類を採用しており，DSMは学問領域，ICDは保健実務の領域を中心に，世界の多くの国や地域で広く使用されている。

　1994年に発行されたDSM-IVには死別反応（bereavement）という診断項目が存在していた。親しい人と死に別れた際には，誰しも悲しみにくれ気分が沈むであろう。その結果，うつ病の診断基準（表5-3）を満たすような状態を一時的に示すこともしばしば起きる。なかには不眠や食欲不振などの苦痛に耐えかねて精神科医などを受診するケースもあり

74

表5-2　DSM と ICD

略称	正式名称	名称の和訳	特徴
DSM	Diagnostic and Statistical Manual of Mental Disorders	精神疾患の診断・統計マニュアル	最新版は DSM-5（2013）。米国精神医学会編。学術研究を想定した緻密な構成。
ICD	International Classification of Diseases	国際疾病分類	最新版は ICD-11（2019）。WHO（世界保健機関）編。保健実務家向けにあらゆる疾病を網羅したものであり，その第6章などに精神疾患が含まれる。

〔出典：日本精神神経学会（監）高橋三郎他（訳）『DSM-5　精神疾患の診断・統計マニュアル』医学書院，2014；神庭重信他（監）ICD-11「精神，行動，神経発達の疾患」分類と病名の解説シリーズ〕

表5-3　DSM-5 による抑うつエピソードの診断基準

　以下の症状のうち5つ以上が2週間の間に毎日存在していること。ただし(1)，(2)のいずれかが必ず含まれる。

(1)　抑うつ気分
(2)　すべての活動における興味，喜びの著しい減退
(3)　著しい体重減少（あるいは増加），または食欲の減退（あるいは増加）
(4)　不眠または睡眠過多
(5)　精神運動性の焦燥または制止
(6)　易疲労性，または気力の減退
(7)　無価値観，または過剰ないし不適切な罪責感
(8)　思考力や集中力の減退，または，決断困難
(9)　死についての反復思考，反復的な希死念慮，自殺企図，または自殺するためのはっきりとした計画

〔出典：American Psychiatric Association "Diagnostic and Statistical Manual of Mental Disorders : DSM-5"より（抄訳）〕

得るが，死別のもたらすそうした苦痛が人として自然な反応であることは，多くの人が異論なく認めるところであろう。死別反応とは，そのような現象に対して与えられる診断名であった。

　しかし，いかに親しい人との苦痛に満ちた死別であっても，それがあまりにも長期にわたり，いつまでたっても立ち直る兆候が見られないような場合には，ある時点で正常な死別反応からうつ病などの病的現象へと，診断を変更しなければならない。どれほどの期間までを正常な死別反応と認め，どこからを病的な現象と考えるか，この問題に対する答えは人によって大きなバラツキがあることだろうが，文化的な背景に左右されるところもまた大きい。

　筆者は面接授業の際にしばしばこのことをとりあげ，受講者に「どの程度までを正常の死別反応と考えるか」を訊いてみることにしている。これに対して「1か月」といった短期間から「1年」といった長期間までさまざまな意見が出るなかで，「四十九日」という答えが必ず聞かれるのが印象的であった。

　四十九日は周知のとおり仏教に由来するもので，初七日から始まって七日ごとに営まれる法要が七×七をもって完了し，この日に故人の死後の運命が定まるものと考えられていた。法要が簡略化された今日においても四十九日が広く守られているのは，そうした霊的意味をもつこととあわせ，喪失の悲嘆が軽減して日常生活に復帰するまでに必要な期間にほぼ一致していることも一因であろう。

　DSM-IV はいちおうの目安として「2か月」という期間を挙げ，それ以前には「うつ病」の診断を保留することを提案していた。四十九日よりはやや長いものの，比較的近い期間であることが興味深い。

　死別反応とうつ病などの病理的現象は，持続期間の長さだけでなく症状のあり方によっても区別される。DSM-IV はうつ病を示唆する症状と

80

して、罪悪感、死に関する思考、無価値感への過度のとらわれ、著しい精神運動制止、顕著な機能障害、幻覚体験などを挙げているが、こうした症状の解釈にあたっても文化的背景の違いを考慮することが重要である。外国人や移民の受け容れが今後進んでいくと予想されるなかで、とりわけ注意すべき点であろう。

DSM-IV に続いて2013年に発行された DSM-5 は、従来の「死別反応」（bereavement）とほぼ同様の内容を表すものとして「単純な死別」（uncomplicated bereavement）という言葉を用いている。「単純な」とは死別の苦悩をことさら軽く見なす意味ではなく、後述の「複雑な」死別悲嘆と対比するために用いられている言葉である。先に述べたキューブラー＝ロス流の受容過程のように、定型的な段階を踏んで日常生活を取り戻していくことができるか否かを、「単純／複雑」という言葉で表したものと考えればよいだろう。

2. 複雑性悲嘆

（1）複雑性悲嘆の研究史

精神分析の創始者であるフロイト（S. Freud）は喪失と悲嘆について多くのことを書き記している。それは後述のように、彼の関心の対象であったヒステリーなどの現象が、その発症メカニズムにおいて喪失体験と深く関連していたためである。

とはいえ、フロイトは喪の作業そのものを病的なものと考えたわけではない。彼はこのように述べている（Freud, 1917）。

「喪には正常な生活態度からのはなはだしい逸脱がともなうにもかかわらず、わたしたちは喪を病的な状態とみなして医師の治療に委ねようとなどとは少しも思わない。わたしたちは、喪は一定の時

　間がたてば克服されると信じており，喪の邪魔をすることは役に立
　たないばかりか有害でさえあると考えていた。」

　死別体験後の心理過程が順調に進行する限り，このことは正しい。そ
うした場合には，必要な「一定の時間」の経過を辛抱強く待ちながら，
悲嘆にくれる者を見守るのが最も賢明なやり方であろう。しかし，現実
にはそうした定型におさまらない，深刻で複雑な悲嘆が存在する。多く
の研究者が「遅発悲嘆」「過剰な悲嘆」「仮面悲嘆」などの語を用いつ
つ，そうした実情を明らかにしてきた。
　悲嘆反応の強度と持続期間が通常予期される以上のものであり，社会
生活や職業活動などに支障を引き起こしている状態を「複雑性悲嘆
(complicated grief)」と呼ぶ。Prigerson らは1995年に2つの論文を発表
し，複雑性悲嘆の診断基準を提唱するとともに ICG (Inventory of Com-
plicated Grief) と呼ばれるスクリーニング用の評価尺度を開発して研究
の道を拓いた (Prigerson, Frank et al., 1995；Prigerson, Maciejewski et
al., 1995)。Shear らは2006年に BGQ (Brief Grief Questionnaire) を作
成し (Shear et al., 2006)，中島らがその日本語版を作成している
(中島他，2010)。その後の研究が進展するにつれ，複雑性悲嘆に伴って
心疾患やがんなどの身体不調や自殺行動の危険が増し，QOL が低下す
ることが報告された。
　こうした知見を踏まえ，複雑性悲嘆を精神障害 (mental disorder) の
一つに加えるべきであるとの主張が強まってきた。複雑性悲嘆は行動・
心理レベルにおいて通常の悲嘆を超えた反応であり，通常のストレス反
応の範囲に収まらない徴候や，心身の機能障害がみられること，うつ病
や PTSD など他の精神障害とは症状や経過が異なることなどが主な根
拠である。

　これに対して，複雑性悲嘆を精神障害と見なすことは，正常な悲嘆を病理化していたずらに病気の数を増やす上，新たなスティグマをつくり出すことにつながるとの反論も存在する。スティグマとは「烙印」を意味するギリシア語に由来する社会学用語であり，ある特徴に基づいて特定の個人やグループに悪しきレッテルを貼ることや，そのように貼られたレッテルを指す言葉である。精神障害の診断がスティグマとして作用することは欧米でも日本でも見られるところであり，診断基準の変更や新設にあたって問題となる論点でもある。

　複雑性悲嘆という診断がスティグマを生むことは是非とも避けねばならないが，一方では「そういう病気なのだとわかってほっとした」「社会的に認知されるのはありがたい」などといった肯定的意見も強く存在する。利害得失の判断の難しい問題である。

　このような経緯を受けて DSM-5 は「持続性複雑死別障害（Persistent Complex Bereavement Disorder)」という項目を掲げ，「重度で持続する悲嘆および喪の反応」との説明を付す一方，これを「今後の研究のための病態」に含まれる暫定的なものとした。したがって，この診断名は正式に確定したものではなく，今後さらに変化していく可能性がある。

（2）遷延性悲嘆症（ICD-11）

　DSM-5 が持続性複雑死別障害を暫定的なものにとどめたのに対し，2019年に改訂された ICD-11 は「遷延性悲嘆症（prolonged grief disorder)」という診断項目を正式に掲げた。その主要な特徴は以下のとおりである。

　a．パートナー，親，子，その他の親しい人を喪ったあとに表れる。
　b．故人への嘆き求めと持続的な故人へのとらわれを中心とした持続

的で広範な悲嘆反応を示す。

c．悲嘆反応は，強い情動的苦痛（たとえば；悲しみ，罪悪感，怒り，否認，非難，死を受け入れることの困難，自分の一部が失われたような感覚，肯定的感情の体験ができない，情動麻痺，社会やその他の活動に参加することの困難）を伴う。

d．悲嘆反応は，死別から最低6か月持続している。

e．悲嘆反応の持続期間や現れ方は，その人の所属する社会や文化，宗教的背景において正常とみなされるよりも明らかに過剰である。

f．悲嘆反応の存在によって，その人の個人，家族，社会，学業，就労，その他の重要な側面で重篤な機能障害が引き起こされている。

以上の記述からわかるように，遷延性悲嘆症の症状は喪失への反応として質的にはうなずけるものである。「故人への嘆き求め」も「持続的な故人へのとらわれ」も心理的に了解できるものであり，ただそれが死別から数か月経ってもおさまらないこと，すなわち遷延し長期化していることが最大の問題となっている。

この点はDSM-5における持続性複雑死別障害もほぼ同様であるが，同障害では12か月以上の症状の持続を診断の条件としており，ICD-11の遷延性悲嘆症における6か月よりも長い。これについては，死別から6か月後の症状が12-24か月後の症状とよく相関することが実証研究で示されており6か月で十分との指摘がある。同一集団内での両者の報告頻度には大きな差がないとも言われ，DSM-5とICD-11は概ね同一の現象を見ているものと考えられる。

愛着理論によれば，悲嘆反応の遷延・長期化は喪失対象との分離の苦痛がひときわ大きいことを意味する。それが単に程度の問題であり，長

期化しているとしてもいずれは自然におさまるものなのか，それとも喪失対象との分離を妨げる根本的な要因があり，それを克服するために何らかの工夫や努力が必要であるのかは，心理臨床の深みにつながる難しい問題である。

3. 悲嘆反応のさまざまな形

今日の代表的な診断基準である DSM や ICD は「操作的診断」と呼ばれる手法を採用し，観察可能な徴候を列挙することによる客観的な診断を目指している。DSM-5 の持続性複雑死別障害や ICD-11 の遷延性悲嘆症が「12か月」あるいは「6か月」といった具体的な持続期間を診断要件とするのもその現れである。

しかし，喪の作業のこじれによる精神や行動の変調のなかには，持続期間の長さ以上に症状の特異なあり方によって注目されるものが，古くから多数存在した。そのなかから代表的なものを，ここで見てみよう。

（1）ヒステリーと呼ばれた現象

身体にそれとわかる異常が存在しないのに運動や知覚にさまざまな機能障害が現れ，解離や健忘などの精神症状が出現する現象は古くから観察されていた。これらはヨーロッパ古代においては，子宮の不穏によって引き起こされる女性特有の神秘的な病気として扱われ，ギリシア語の「子宮」に由来するヒステリーという言葉で呼ばれていた。

19世紀後半になると，近代的な神経学や心理学の立場からこうした現象を解明しようとする研究がフランスなどで進み，その成果を受けてフロイトは詳細な臨床研究を行いつつ，精神分析の技法と理論を発展させた。無意識の働きや防衛機制に関するフロイトの学説は，主としてヒステリーの臨床を通して編み出され鍛えられていったのである。そしてヒ

ステリーという現象は，しばしば喪失体験をきっかけとして発生し展開するものであり，喪の作業との関連の深いものであることが知られている。

　ヒステリーという名称は上記のような誤解の産物であり，女性差別的な意味合いもあるところから現在では公式には使われていない。DSMはこの名称をとりさげたばかりでなく，かつてヒステリーとして括られていた現象を，転換性障害や解離性障害など個別の症状に応じて切り分けた。しかし実際には，これら複数の症状が同一のケースに現れることが珍しくない。

　まずは実例に取材した架空の症例によって概要を見てみよう。

【症例】

　Aさん，25歳女性，会社員。近く結婚する予定であったところ，恋人が交通事故にあったと連絡を受け，病院に駆けつけたときにはすでに息をひきとったあとだった。関係者がみな嘆き悲しむのをよそに，本人はぼうっとした様子であった。帰宅して休み，翌朝目覚めると立てなくなっていた。ベッド上で足を動かすことはできるのに，立ち上がることも歩くこともできない。また前日のできごとを覚えておらず，何が起きているのかわからないといった表情である。家族に連れられて病院を受診し，詳しく検査を受けたが身体的な問題は何も見つからなかった。その後も歩けない状態が続き，故人の葬儀も欠席した。日が経つに連れ，恋人が死んでしまった事実を理解するようになった。同時にひどく嘆き悲しみはじめ，一時は身の安全が懸念されるほどであったが，立ち上がれない症状はいつの間にか消えていた。

　激しい苦悩をもたらす突然の喪失を体験した女性の例であり，経過中

に解離症状と転換症状がこもごも出現している。

　解離（dissociation）とは，脳や身体臓器の変調がないにもかかわらず，意識や記憶を失ったり，自分自身の同一性がわからなくなったりするものである。解離性健忘はその典型であり，強いストレスを伴うできごとに遭遇したあとなどに，そうしたできごとや自分自身に関する基本情報などを想起できなくなる症状を指す。

　上述のＡさんが恋人の死の翌日に，前日のできごとを思い出せなかったのは解離性健忘の症状と解釈される。受け容れ難いできごとに突然襲われたため，心の安全を守るために記憶を意識野の外に押し出したものと考えられる。

　一方，転換（conversion）とは，同じく身体には病気や変調が見あたらないのに，運動機能や感覚機能にさまざまな異常が生じることを指す。運動機能の異常としては失立・失歩・失声・チックなど，また感覚機能の異常としては知覚麻痺や疼痛など，きわめて多彩な症状が報告されており，DSM-5では機能性神経症状症という別名が与えられている。

　精神分析理論において転換症状は，心理的葛藤にまつわる不快な情動が抑圧され，身体症状に変換されるものと解釈されてきた。解離が体験記憶を意識の外に押しやるのに対して，転換は不快な情動を身体表現に置き換えるものであり，受け容れ難いできごとの衝撃から心の安全を守るという意味合いは共通している。

　Ａさんの場合，恋人の急死に引き続いて失立・失歩という転換症状を生じ，これが解離性健忘に併発している。言葉のかわりに身体が語るというからくりに注目するならば，「最愛の恋人を喪い，自分はもう立ち上がることができない」というメッセージを失立・失歩に読み取ることもできるかもしれない。

　このように解離症状や転換症状は，外傷的な衝撃から心の安全を守る

一時的なクッションとして作用する。それはとりあえずＡさんの心が折れてしまうことを防ぐものの，問題の先送りに過ぎず解決とはなりえないことは，上述の例からも明らかである。

「疾病利得」という考え方が心理臨床にあり，症状のおかげでより大きな苦痛を回避できること（一次疾病利得）や，病床に伏すことによって周囲の関心や世話を獲得できること（二次疾病利得）を指す。Ａさんの場合，一連の症状を呈することによって恋人の葬儀というつらい場面を欠席できたことは，疾病利得の一面であるかもしれない。しかしそれらはあくまで一時しのぎでしかない。

日が経つにつれ，Ａさんは恋人の死の事実を次第に受け容れるようになった。それにつれて事故の直後には見せなかった涙を見せて激しく嘆き悲しみ，その一方で一連の症状が消えていったことに注目したい。解離症状と転換症状は喪失に伴う悲嘆の代理症状に過ぎず，遅かれ早かれ本来の悲嘆に心の場を譲ることは避け得なかったのである。したがって，Ａさんの症状が短期間で解消したのは幸いなことであった。実際にも，転換性障害の予後は概ね良好であり，大多数の患者では数日から１か月程度で初発症状が解消するとされる。

喪失の悲しみを身をもって味わうことは，喪の作業における不可欠の中核的プロセスである。恋人を亡くして悲嘆に暮れる姿は，傷ましいけれども健康なものである。精神医学の視点から本当に心配なのは悲しみの深い人よりも，むしろ愛着の対象を失いながらついに悲しむことのできない人であろう。抑圧された感情は消滅することなく，いずれ戻ってきて何らかの変調をもたらすことになる。

（2）ストレス障害

Ａさんの経過をたどりながら，ストレス障害とりわけ PTSD（Post-

traumatic Stress Disorder；心的外傷後ストレス障害）を想起した人も
多いのではないだろうか。

　PTSD は自分自身や親しい人間が，命や安危に関わるような深刻なで
きごとに遭遇した結果として生じるものである。Aさんに起きたこと
は，まさにそのようなできごとであった。

　PTSD の診断基準として重要なのは，そうしたきっかけに引き続いて
起きる一連の症状である。DSM-5 におけるその要点は以下のようにま
とめられる。

1. 　外傷体験を夢や覚醒時の思考のなかで再体験すること
2. 　外傷体験を想起させる刺激や状況の持続的回避
3. 　外傷体験に関連した認知や気分の否定的な変化
4. 　睡眠や易怒性，驚愕反応などに示される過覚醒状態

　仮にAさんがこのような症状を示したとしたら，その診断は解離性障
害や転換性障害ではなく PTSD とされたことであろう。このように精
神医学的な診断の観点からは別個の疾患として記載されていても，外傷
的なできごとへの反応という点で共通するケースはいろいろと考えられ
る。

　PTSD の概念はもともと戦争神経症に由来する。古くは第一次世界大
戦（1914-1918）の際，市民生活のなかから徴用され過酷な前線に投げ
込まれた兵士たちのあいだに，精神や行動のさまざまな変調が観察され
た。それらを「ヒステリー」と診断する立場もあったが，ヒステリーは
女性特有のものであるといった先入観や，戦争当事国間のプロパガンダ
合戦などに影響され，戦場の特殊な現象として記録されるにとどまって
いた。その後，第二次世界大戦を経てベトナム戦争（1960-1975）の時
代に至り，米国の復員兵のなかに持続的で深刻な変調をきたすケースが
多発して注目され，さらには戦争ばかりでなく外傷体験一般との関係を

視野に入れて PTSD という概念が誕生したのである。

　この間，米国では1942年にボストンのナイトクラブで火災が発生し，492人が死亡するという事件が起きた（ココナッツ・グローブ火災）。その生存者や関係者のなかにさまざまな精神的変調が認められたことも，外傷体験や喪失体験とメンタルヘルスの関係に注目を集めるきっかけとなった。

　こうした事例や東日本大震災をはじめとする巨大災害の経験が示すように，外傷的な体験のあとには ASD（Acute Stress Disorder；急性ストレス障害）や PTSD ばかりでなく，解離性障害や転換性障害，うつ病や適応障害，心身症など多彩な障害が広く観察される。災害のなかで家族や友人を失い，複雑性悲嘆に陥る人々は当然ながら数多く存在するだろう。悲嘆がきっかけとなって本格的なうつ病に陥ることも少なくない（第10章）。

　喪失体験のもたらす心理的な影響はこのように多彩な拡がりをもっており，個々の事情に応じてさまざまな病名のつく可能性がある。精神医学的な診断を明確にすることは，有効な援助を行うために必要な作業であるが，多彩な表れの背後に「喪失」という共通の深淵が存在することを忘れずにおきたい。

（3）悲嘆を複雑化させるもの

　本章では悲嘆が遷延したり複雑な症状を呈したりする事例を，精神医学的診断との関連で見てきた。そもそも喪失に対する悲嘆は，なぜどのような事情で複雑化するのだろうか。

　瀬藤らは複雑性悲嘆の危険因子を表5-4のように整理している。悲嘆が複雑化する要因は，一方で死がもたらされた状況に依存するとともに，他方では悲嘆当事者自身の背景や現状，当事者と故人との関わりの

表5-4　複雑性悲嘆の危険因子

- 死の状況に関わる要因
    - —突然の予期しない死別の場
    - —自死（自殺）や犯罪被害，エイズなどの特殊な状況での死別
    - —同時，または連続した喪失
    - —遺族自身の死の関与（積極的，間接的）
    - —遺体の紛失，遺体の著しい損傷
- 喪失対象との関係性に関わる要因
    - —故人との非常に深い愛着関係（子どもとの死別など）
    - —過度に共生的・依存的な故人との関係，または葛藤関係や愛着関係
- 悲嘆当事者の特性に関わる要因
    - —過去に未解決な喪失体験
    - —精神疾患，またはその既往
    - —不安が強いなどのパーソナリティ特性
    - —子どもの近親者との死別
- 社会的要因
    - —経済状況の困窮，または著しい悪化
    - —ネットワークの不足，孤立化
    - —訴訟や法的措置の発生

〔出典：瀬藤乃理子，丸山総一郎「複雑性悲嘆の理解と早期援助」『緩和ケア』20：4，2010〕

あり方，そして両者をとりまく社会の状況などさまざまな拡がりをもっている。このことはICD-11が規定する狭義の複雑性悲嘆ばかりでなく，本章でとりあげたさまざまな悲嘆のあり方に広く通じるものである。

　これらの要因のうち，死がもたらされた状況はあとから変えることが不可能であり，当事者の過去の問題や当事者と故人のこれまでの経緯も同様である。しかし，悲嘆当事者が状況をどのように理解し，故人との関係をどのように意味づけていくかは，喪の作業のなかで変化しつつ決定されていくものであり，その結果は未来に属している。社会的要因の

なかの経済状況や社会的ネットワークとの接続もまた，支援作業のなかで改善・促進していくことが可能であろう。

　さまざまな要因のなかにある変えられないものを受け容れ，変えられるものに対して工夫と勇気をもって働きかけていくこと，そして変えられないものと変えられるものを適切に弁別することが悲嘆当事者に求められており，それを支えるのが支援者の役割である。そのように人生のなかで避けがたい喪失の圧倒的な力に対抗し，人々が力をあわせて生きのびる営みを指してグリーフサポートと呼ぶのである。

> **学習の ヒント**
>
> 1．キューブラー＝ロスの提唱した死の受容モデルがあてはまる例や，これとは違う経過をたどる例を，自分自身や周囲の人々の経験のなかに探してみよう。
> 2．複雑性悲嘆を精神疾患と位置づけることの功罪について自分の考えをまとめたり，話し合ったりしてみよう。
> 3．悲嘆を複雑にする要因にはどんなものがあるだろうか，さまざまな角度から考えてみよう。

引用文献

日本精神神経学会（監修）高橋三郎・他（翻訳）『DSM-5 精神疾患の診断・統計マニュアル』医学書院，2014

Freud, S. Trauer und Melancholie. *Internationale Zeitschrift für ärztliche Psychoanalyse*, 4：288-301, 1917（新宮一成・他訳「喪とメランコリー」『フロイト全集』14, 岩波書店，p. 274，2010.）

神庭重信他（監修）ICD-11「精神，行動，神経発達の疾患」分類と病名の解説シリーズ

　https://www.jspn.or.jp/modules/advocacy/index.php?content_id=90

中島聡美・他「遷延性悲嘆障害の実態と危険因子に関する研究—罪責感の与える影

響およびソーシャルサポートの役割を中心に―」『明治安田こころの健康財団研究助成論文集』45，119-126，2010

Prigerson, H.G., Frank, E., Kasl, S.V., et al. Complicated grief and bereavement-related depression as distinct disorders : preliminary empirical validation in elderly bereaved spouses. *Am J Psychiatry*, 152 ; 22, 30, 1995.

Prigerson, H.G., Maciejewski, P.K., Reynolds, C.F., 3rd, et al. Inventory of Complicated Grief : a scale to measure maladaptive symptoms of loss. *Psychiatry Res*, 59 ; 65-79, 1995

瀬藤乃理子・丸山総一郎「複雑性悲嘆の理解と早期援助」『緩和ケア』20 ; 4，2010

Shear, K. et al. Screening for complicated grief among Project Liberty service recipients 18 months after September 11, 2001. *Psychiatr Serv*, 57(9), 1291-1297, 2006

参考文献

ヨーゼフ・ブロイヤー，ジーグムント・フロイト『ヒステリー研究』（上・下）ちくま学芸文庫，2004

エリザベス・キューブラー=ロス（著）鈴木晶（訳）『死ぬ瞬間―死とその過程について』読売新聞社；完全新訳改訂版，1998

島薗進『ともに悲嘆を生きる　グリーフケアの歴史と文化』朝日選書，2019

アラン・ヤング（著）中井久夫他（訳）『PTSD の医療人類学』みすず書房；新装版，2018

6 | 自死とグリーフ

髙橋聡美

《**目標＆ポイント**》　日本における自殺の現状と法的対策のなかで自死遺族支援のあり方を理解する。さまざまな死別体験のなかでも「自死」による死別で生じる特有な体験や心理を知るとともに，自死に対する「偏見」について理解を深める。

《**キーワード**》　自死遺族，自殺対策基本法，ウェルテル効果

1.　自殺のデータからみる遺族の現状

（1）自殺の現状と対策

　1998（平成10）年に日本の自殺者数は，統計のある1897（明治30）年以降で初めて３万人を超えた。この背景にはバブル崩壊後で1997–1998年の大企業の倒産や金融機関・銀行の破綻などがあった。この頃は，「自殺は個人の問題」という認識が強く対策が練られず，自殺者数は2003（平成15）年には過去最多の34,427人となった。このような状況を踏まえて，2006（平成18）年に自殺対策基本法が成立し「自殺は社会の問題」として捉えられるようになった。

　自殺は往々に「心の弱い人間がするもの」「死にたい人は死なせておけばいい」と個人の問題として捉えられがちである。しかし，子育て・介護・就業・経済などで悩みを抱えて自殺する人が多いことを考えると，それらに支援があれば自殺は防ぐことができる。日本は経済状態が悪化すると自殺が増える傾向にある。しかしスウェーデンなど，失業者

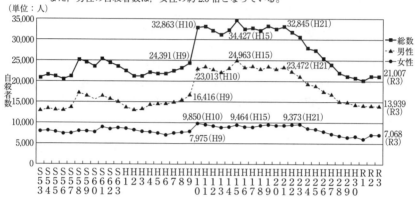

自殺者数の年次推移

○令和3年の自殺者数は21,007人となり，対前年比74人（約0.4%）減。
○男女別にみると，男性は12年連続の減少，女性は2年連続の増加となっている。
また，男性の自殺者数は，女性の約2.0倍となっている。

資料：警察庁自殺統計原票データより厚生労働省作成

図6-1　自殺者数の年次推移
〔出典：厚生労働省『令和3年中における自殺の状況』〕

に対する政策が手厚い国は失業者が増えても自殺は増えない。このことからも，自殺は社会の仕組みやサポートで防げる場合もあると言える。

　自殺対策は主に中高年の男性への対策がなされ，2012年には自殺者数は2万人台となり，確実にその成果を出してきた。

　世界的に見て，日本の自殺者数はまだまだ多く，世界保健機関（WHO）によれば先進国（G7）のなかで，日本の自殺率は最も高いという結果になっている。さらに，若い世代（15～35歳）での死因第1位が自殺となっているのはG7では日本だけである。この数字からも，日本の自殺問題は深刻であることがわかる。

　2020年，コロナ禍で自殺者数が11年ぶりに増加した。増加した要因は複合的だと考えられるが，実は男性の自殺は20年，21年と連続で減少し

表6-1　自殺対策基本法

> （自殺者の親族等の支援）
> 第二十一条　国及び地方公共団体は，自殺又は自殺未遂が自殺者又は自殺未遂者の親族等に及ぼす深刻な心理的影響が緩和されるよう，当該親族等への適切な支援を行うために必要な施策を講ずるものとする。
> （民間団体の活動の支援）
> 第二十二条　国及び地方公共団体は，民間の団体が行う自殺の防止，自殺者の親族等の支援等に関する活動を支援するため，助言，財政上の措置その他の必要な施策を講ずるものとする。

ており，女性と子どもの自殺が急増していた。先にも触れたように日本の自殺対策は男性中心の対策が練られており，対策が脆弱であった女性と子どもにコロナ禍でしわ寄せがきたと言える。

（2）自死遺族の法的位置づけ

　自殺総合対策大綱の中でも「自殺や自殺未遂の発生直後に遺された人の心理的影響を和らげるためのケアを行うとともに，遺族のための自助グループ等の地域における活動を支援する」と明言されている。これにより，精神保健福祉センターを中心に自死遺族の個別面談やわかちあいと言われる自死遺族当事者の会がすべての都道府県で行われることとなった。

　自殺に関して「自死」という用語が使われることがあるが，一般的に遺族支援には遺族への配慮から「自死」が用いられる。自殺遺族ではなく自死遺族となる。本章でも遺族支援の内容に関しては「自死」という言葉を用いる。

2. 自死遺族の心理

（1）大切な人を自死で亡くした人の気持ち

　自死遺族の多くは自殺に対する偏見にさらされて，二次的傷つき体験をし，他の死別とは異なる問題を抱えることが多々ある。自殺で心理的影響を受ける可能性のある人は家族・仕事や学校の仲間はもちろん，その人をそれまで支援していた人の心理的負担も非常に大きい（表6-2）。

　一人の自殺者につき家族もしくはとても身近な人を合わせて5名いるとすると，2万人が自殺で亡くなれば，自死遺族は年間約10万人という試算になる。この10年で100万もの人が自死で大切な人を亡くしている。

　死別体験のなかでも自死による死別体験では，「なぜ？」という答えのない疑問や「防げたのではないか」という自責の念，社会からの偏見による二次的傷つき体験など自死特有のグリーフがある。また，自死に至るまでの経過のなかで，借金などの問題があった場合は亡くなった人への怒りなどのネガティブな感情を抱くこともある。ギャンブルやアルコール依存，自殺未遂を何度も繰り返し家族が疲弊している場合は「解放された」という安堵感・救済感もある。これまでの関係性や死別後の二次的傷つき体験，安堵感による自責など，自死のグリーフは複雑になりがちである。

　親しい人が自死した場合，残された人は恥辱感・自責・憎悪・困惑など，悲嘆以外の複雑な感情に襲われ，さらに，なぜ自死したのかという

表6-2　自死遺族の心理

・驚愕・ぼう然自失・離人感・記憶の加工・否認・歪曲・自責・抑うつ
・不安・疑問・怒り・他罰・救済感・合理化・原因の追及・周囲からの非難
・二次的トラウマ

〔出典：高橋祥友『自殺のポストベンション』医学書院，2004〕

原因を捜し求め，自殺に追い込んだと思われる他者への非難を浴びせることもある。

　恥辱感や憎悪というグリーフの反応は，他の死別ではあまり多くは見られない。これは，自死は恥ずかしいもの，忌まわしいもの，恥ずべきものという自死に対する社会あるいは個人の価値観が影響している。そのため，亡くなった原因について「自殺だった」ということを近隣や職場・学校に隠すこともあり，亡くなった人のことを語る機会や，遺族の気持ちを吐露したり共有する機会を逃しがちである。周囲も「自死なのではないか？」と薄々察しながらも，遺族が死因を明言しない限り，そのことに触れられず，見て見ぬふりをしなければならない状況に陥る。遺族もまた，自死と知られたくないがために周囲との関わりを避け，結果，遺族は誰にも頼れず孤立する。自殺と知られたくないと思う一方で，この気持ちを誰かに聞いてほしい・理解してほしい。複雑な気持ちを抱え，つらい状況であるにもかかわらず，支援につながれない，これが自死遺族の現状と言えよう。

（2）自死報道の影響～ウェルテル効果というグリーフの反応～

　死が周りの人に与える影響は家族や身近な人ほど大きいが，自死が起きたあと，ショックを受けるのは家族だけではない（表6-3）。

表6-3　自殺で心理的影響を受ける可能性のある人

・家族，親族
・学校や職場の仲間
・友人，知人
・自殺の現場の第一発見者
・自殺の現場の対応にあたった人（専門職を含）
・本人の支援をしていた関係者（医療・福祉・自治体職員など）
・地域住民　など

とりわけ著名人の自死はその報道によって多くの人に影響を与える。

コロナ禍における若者の自殺の急増に関し，2020（令和2）年，厚生労働大臣指定法人いのち支える自殺対策推進センター（以下自殺対策推進センター）は「著名人の自殺及び自殺報道の影響」をその要因として挙げた。自死報道の影響をウェルテル効果と言う。自殺が大きく報道されたり，自殺の記事が手に入りやすい地域ほど自殺率が上がり，その影響は若年層が受けやすいことがわかっている。1986（昭和61）年に人気アイドルが自殺し，過激な報道がなされた際にも若者の自殺が前年より245人増加した。自死報道は，直接の知り合いではない人のグリーフにも影響がある。

WHOは「自殺対策を推進するためにマスメディア関係者に行ってもらいたい基礎知識」の中で，やってはならないこととして「目立つように配置しない」「過度に繰り返さない」「センセーショナルに表現しない」「自殺に用いた手段・発生した場所を詳細に伝えない」「自殺の方法を詳しく報道しない」などを挙げている。これらのガイドラインはあくまでも指針であって，法的拘束力はない。昨今の自殺報道はかつてよりもかなり自主規制され，報道の最後には相談先も紹介されるなど，さまざまな配慮がなされている。しかし，著名人の自殺がニュース速報で流れ，繰り返し報道されたり，場所や手段を報じたりしている現状もある。手段や場所を報じると，あこがれていた子ども・若者たちはその人と同じ場所や同じ方法で死にたいと思うようになるし，希死念慮のあった人は「この場所（方法）なら死ねる」という思考に至る。このように自殺報道は，心理的ダメージを与えるだけではなく，自殺行動を助長するリスクを伴う。

国民の「知る権利」を守ることは民主主義の根幹をなすもので，報道や取材の規制を安易にするべきではない。しかし，自殺報道によって自

殺が誘発されるなら，その報道は国民の命を脅かすものであり有害報道であると考えるべきであろう。また，故人や遺族の望まない報道は，プライバシーの侵害であり，親族でもない国民が自殺の詳細を知ることを正当化できるような公益はない。もちろん，自死で亡くなった人のことを全く報じず，「なかった」かのようにすることは，自死への偏見の助長にもつながるため，自死を禁句にするという方向性も誤りであると筆者は考える。事実を報じ，敬意をもって故人を悼む。自死報道のあり方は，遺族を傷つける可能性もあると同時に多くの人のグリーフに影響することを常に念頭に置きたい。

3.　自死が起きたあとで留意したいこと

（1）自分の中の自死への偏見を認識する

　死因が自死だとわかった時点で遺族や周囲は混乱し，どのようにそれについて触れてよいのかわからなくなる。そして，遺族との接触や死別についての話題を避けがちである。直接遺族に聞けないぶん，噂話が広がることもある。誰かに気持ちを話そうとすると相手が困惑してしまうので「こんな話をしてごめんね」と遺族が謝るということがしばしば生じる。そうすると誰にも話せなくなったり，噂話が怖くて誰とも接することができなくなったりするなど，自死遺族は孤立しがちである。

　「遺族にどのように接したらよいのかわからない」これは，自死に限らずあらゆる死因で起きる問題だが，自死に関してはほかの死因と違い，私たちは偏見を抱いていることが多い。遺族自身も自死と言えなかったり，周りも聞かないようにしたりする。どのように死因について周りに知らせるかは遺族に主導権がある。遺族の意向や気持ちに寄り添いながらサポートしていくことが大切である。

（2）原因を詮索しすぎない

　自死に至る要因は一人の自死に対して４つ以上とされている。そのため，自死の原因を決めつけないことが大切である。

　Ａさんの事例で考えてみたい。

Ａさん　46歳　男性　会社員　妻と中学生の息子の３人暮らし

　会社で大きなミスをし，上司から厳しい指導があった。本人はパワハラだと認識し会社に訴えたがパワハラ認定に至らなかった。

　その後，Ａさんは不眠などを訴え，うつ病と診断されて会社を休むようになった。しばらく病気休暇をとっていたが，復帰ができず退職した。

　退職後，家のローンや息子の進学のことなどで，妻との口論が絶えず，妻は息子を連れて家を出て，その後離婚届をＡさんに送ってきた。

　Ａさんは，朝から飲酒するような状態で，誰とも連絡をとらずに過ごしていた。のちに，Ａさんは自殺に至った。

　これは架空の事例であるが，Ａさんの状況は特別ではなく，誰でも陥る可能性のある，身近な生きづらさである。Ａさんの場合，自殺の原因は何であろうか。考えられる要素としては

　①仕事のミスによる自信喪失，②パワハラによる人間不信，③うつ病，④失職，⑤経済的困窮，⑥家庭問題，⑦アルコール問題，と７つ以上挙げられる。しかし，やはり「これ」という断定が難しい。このように自殺の原因は一つに絞ることが非常に困難であるし，自殺に至るまでには問題が複合的に起こっているのである。

　誰かが自死で亡くなると，周囲はどうしても「原因」を考え，意図せ

ず犯人捜しをしているときもある。自死の再発防止は重要だが，「誰の
せいだ」と犯人を特定することは再発防止には効果的ではなく，むし
ろ，原因とされた人が心理的危機に陥り，新たな自殺者を出すリスクを
上げる。

　いじめ・パワハラをしたつもりではないのに，加害者と特定されてし
まったというケースも少なくない。「原因」とされた人は一生その苦悩
を背負い，生きづらさとともに生きていくことになる。もちろん，大切
な人が自死で亡くなったら「原因を知りたい」と感じるのは遺族として
当然の感情である。自死が起きたあとの介入（ポストベンション）で目
指すべきところは，自死が起きたあと，周囲の人の心理的苦痛を最小限
にすることである。遺族だけではなく，自殺で心理的影響を受ける可能
性のある人すべてに支援が必要である。

　誰かが自死で亡くなったあと，私たちが軸足にすべきことは「もうそ
れ以上，誰も傷つかない」ということである。一人亡くなると周りのみ
んなが傷つく。もうそれ以上誰も傷ついてはならないし，それ以上，誰
も死なせてはならない。

4. 自死遺族支援の必要性と実際

（1）わかちあいの会の必要性

　家族が自死で亡くなったときには周囲にもなかなか相談ができない。
かといって家族内でその話がされているかというと，亡くなった人の話
を家族間ですることが心理的に難しいことが多い。

　家族が自死で亡くなったときに，感じ方もその反応も家族それぞれ異
なる。家族だから同じ気持ちというわけではないのである。また，家族
間で「自殺の原因」を語るときどうしても「誰が悪かったのか」と犯人
探しになり，家族間の溝を深めてしまう場合もある。

　自死遺族のわかちあいの会（第13章）では，当事者たちが集まり，それぞれ今感じていることや困っていることをシェアする。医師やカウンセラーに聞いてもらうのとは異なり，当事者同士の語らいは共感することが多く，「わかってくれる人たちがいる」という勇気にもなる。また，自死後の困難にどのように対峙してきたかというほかの遺族の体験談は参考にもなる。

（2）自死の抱える法的な問題

　自死遺族は法的な問題を抱える場合がある。たとえば，過労やいじめなどが原因の場合は裁判に発展するし，自死の手段や場所によっては損害賠償の問題も浮上する。ここでは，不動産をめぐる問題について述べる。

　賃貸物件で自死があった場合，遺族に損害賠償が生じることもある。自死は，賃貸物件の価値を下げるとみなされ，遺族は賃貸人に対して損害賠償義務を負うのが現状である。しかし，これは，自死がほかの死との区別・偏見からくる問題であることは明らかである。一方で，自死があった物件を賃貸契約したり購入したりする際，抵抗を感じる人が少なくないことも事実である。借り手，購入者側から見たときに，その物件が住み心地の良さを欠き，居住の用に適さないと感じることに「合理性がある」と判断される場合，契約に適合しない物件と評価される。このような場合は，売買契約の解除，代金の返金，代金の減額，買主が不動産を購入するにあたって支出した登記の費用や引っ越し代などの費用の負担の法的責任を負う可能性もある。

（3）自死遺児（子ども）のサポート

　コロナ禍での自殺の急増のなかで，自死で親を亡くす子どもも増えて

いる。自死で親を亡くした子どもたちのなかでも，自死だと知らされず「転落死」「突然死」と教えられ，後々，自死であったと知ることもある。この場合，真実を知ったあとのサポートが重要となる。

　自死遺児たちのなかには，自殺の第一発見者となった子どもたちも少なからずおり，「自殺って言ってはダメだ」と口止めをされたり，死別後のグリーフサポートはおろか，発見したときのトラウマのケアも受けられない子どももいる。

　自殺のデータを見てみると自殺の6割は自宅で起きており，手段は7割近くが縊首となっている。自宅で縊首でなくなるケースが多いとすると，一番早く帰宅した子どもが第一発見者になることもある。交通事故などの場合は事故現場を避けて通ることも可能であるが，自宅が自死現場となった場合，子どもたちはそこにずっと住み続けなければならない。それは本当につらい経験だと想像するが，多くの人はそういうことまで想像が及ばず，むしろそのような想像を避けたがる。結果，子どもたちをサポートする力も衰えがちになる。

　自死で親を亡くした子どもたちは，何が原因なのかという疑問や，どうして気づかなかったのかという自責の念のほかにさまざまな不安を抱く（表6-4）。

　2001（平成13）年あしなが育英会による自死遺児95人へのアンケート調査では32％の子どもが「親の死を自分のせいだ」と感じ，35％の子どもが「遺された母親も死ぬのではないか」という不安を抱え，20％の子どもが「自分も同じように死ぬのか」という恐れを抱いているという結果が出ている。

　ほかの死因と自死との死別後の心理の違いとしては，自死の場合は「捨てられた」という感覚が強くなる点である。なぜ捨てられたのか，私をなぜ産んだのかなどという疑問を抱き，自身の存在価値も揺らぐ。

表6-4　自死遺児の心理

① 疑問
なぜ自ら死んだの／何が原因なの
② 自責
どうして気づかなかったのか，止められなかったのか。親が死んだのは自分の
せいだ
③ 不信感
私は捨てられたのか。死んだ父親が憎い。これまでのことは嘘だったのか
④ 不安
もう一人の親も死んでしまうのか。自分も同じような道をたどるのか
⑤ 偏見
世の中の偏見を感じる。自殺って言えない

自死遺児の抱える不安

「親の死を自分のせいだ」と思っていた。32％
「遺された母親も死ぬのではないか」という不安を抱えていた。35％
「自分も同じように死ぬのか」という恐れを抱いていた。20％

さらに，社会の偏見もあり，結婚できるのかと未来への展望を見失いがちにもなる。

　自殺の第一発見者となる子どもがいる一方で，親の死因が自死であることを知らされていない子どももたくさんいる。このような子どもに親の死が自死であったという事実を知らせるべきか知らせないほうがよいのか，この議論は賛否が分かれる。「知らないで済むものなら知らせないでよいのではないか」という意見と，「いつか知ってしまうかもしれないのだから，説明をしたほうがよいのではないか」という意見である。あるいは，「ある程度の年齢になって死を理解できるようになってからがよいのではないか」と，発達段階を考慮して知らせるべきという意見もある。

　筆者は自死遺児たちと出会いサポートをしてきたが，「子どもは親の死について事実を知る権利がある」との立場から，子どもたちに親の死因については説明するようにしている。

　自死だと告げたほうがよいと考える理由は大きく2つある。

　1つは，自殺だったということを隠しながら生活することには膨大なエネルギーを費やすという点にある。遺された保護者は，亡くなった親の死因が自死であったことを隠すため，いくつもの嘘を重ねなければならない。亡くなった人の話題が出るたびにビクビクしながら日々を送ることになり，ここに費やされるエネルギーは毎日の生活を疲弊させ，心から安心できる家族関係を築きにくくなる。

　2つ目は，もしほかの人から「君のお父さんは本当は自殺だったんだよ」ということを知らされたときの子どもへの心理的影響である。ショックを受けるだけではなく，遺された親がずっと自分をだましていた事実を知ることになり，新たな喪失体験となりかねない。子どもに「君のお父さんは本当は自殺だったんだよ」と吹聴するような人が，善意でそれを子どもに告げるとも思えない。これらのことを考え合わせたときに，信頼できる人から事実を伝えるのがよいと筆者は考える。

　死因を伝える際，保護者には「感情ではなく事実として死因を伝えるようにしてください」と伝えている。

　たとえば「あんたのお父さんは，借金を作った挙句，私たちを捨てて，勝手に死にやがったんだよ‼」と感情で伝えたとしたら，子どもは新たに心の傷を負うだろう。

　「あなたのお父さんは自ら命を絶ったんだ」という事実を伝えること，そして子どもが「なんで？」とか「どんなふうに？」と詳しく聞いた際は，その子にわかる範囲で誠実に答える。伝える側がそのことをうまく言葉にできないときは「私もまだうまく心の整理ができていなくて今は

説明が難しい。いつか話せるときが来るまで待って」と，率直に無理の
ないように伝えることも大事である。

　実際に，子どもたちに親の死因が自死であったということを告げるこ
とのサポートをしてきたが，どれも「伝えてよかった」というケースで
あった。

　子どもに「本当は自死だったんだ」と伝えたあとの保護者からは「子
どもに死因を伝えたら，『ママはそのことを一人で抱えてきていたの？』
と言ってくれた」「それまではばれるのが怖くて話題にできなかったけ
れど，自殺と告白してから，亡くなった人のことを子どもと話せるよう
になった」「伝えた当初は不安定になったけれど，徐々に受け入れてい
ってくれた。過酷な事実を受け入れる力が子どもにもあるのだとわかっ
た」などの声が寄せられている。

　子どもがかわいそうとか，子どもには受け止められないのではないか
という発想は，子どものレジリエンスを低く見ているからかもしれな
い。と同時に，「伝えるのが怖い」大人の問題を「子どもには伝えない
ほうがよいだろう」と合理化して逃げているだけなのかもしれない。私
たちが思っている以上に子どもたちは困難な状況に適応する力がある
し，自死に関しては経験を積んでいる大人たちほど偏見を抱きやすいこ
とを自覚したい。

　1．日本の自殺の現状を知ろう。
　2．あなた自身のなかで自死遺族への感情を知ろう（自死遺族への偏見の
　　自覚）。
　3．あなたの立場で自死遺族にできるサポートをイメージしよう。

引用文献

自死遺児編集委員会あしなが育英会（編）『自殺って言えなかった。』サンマーク出版，2002

厚生労働省『自殺対策基本法』
https://www.mhlw.go.jp/content/000527996.pdf

厚生労働省『令和3年中における自殺の状況』
https://www.npa.go.jp/safetylife/seianki/jisatsu/R04/R3jisatsunojoukyou.pdf

髙橋聡美『地域でできる自殺予防　基礎からわかるゲートキーパーの役割』日本医学出版，2022

髙橋聡美（編）『グリーフケア―死別による悲嘆の援助』メヂカルフレンド社，2012

髙橋聡美（監）『子どものグリーフを支えるワークブック―場づくりに向けて』梨の木舎，2013

髙橋聡美『教師にできる自殺予防―子どものSOSを見逃さない』教育開発研究所，2020

髙橋聡美（共著）『死別を体験した子どもによりそう―沈黙と「あのね」の間で』梨の木舎，2013

髙橋聡美『大切な人を亡くした人の気持ちがわかる本：グリーフケア　理解と接し方』法研，2022

髙橋祥友『自殺のポストベンション―遺された人々への心のケア』医学書院，2004

Van Orden, K.A. Construct validity of the Interpersonal Needs Questionnaire. *Electronic theses, treatises and dissertations*, 2009
http://purl.flvc.org/fsu/fd/FSU_migr_etd-4562

一般社団法人　全国自死遺族連絡会
https://www.zenziren.com/group/

7 │ 災害・事故／犯罪によるグリーフ

髙橋聡美

《目標＆ポイント》 災害・事故／犯罪などの死は突然に起き，遺族にさまざまな影響を与える。災害遺族のグリーフの特徴，遺体との対面時のサポートを理解する。事故／犯罪の遺族の支援について理解を深め，実際のサポートをイメージできるようにする。昨今のSNSによる情報拡散によって生じる二次的な被害についても考察する。

《キーワード》 災害，事故，犯罪，遺体確認，トラウマ，誹謗中傷

1. 災害のグリーフ

（1）災害遺族のグリーフサポートの現状

　日本は台風，地震，洪水，雪害，火山の噴火など自然災害の多い国である。

　なかでも，1995（平成7）年の阪神淡路大震災は約6,400人，2011（平成23）年の東日本大震災は約23,000人が死亡・行方不明となる大災害であった。

　筆者は東日本大震災当時，仙台に在住しており，被災者たちのグリーフケアにあたった。当時，それまでの災害の経験から，心のケアの必要性が早期から言われ，東北3県にこころのケアセンターが設置され，ここを中心としてメンタルケアが展開された。それまでの災害での教訓や知見をいかせたこともたくさんあったが，これまでに経験したことのない大津波で，心のケアは手探り状態であった。

　多くの人が大切な人を亡くし，グリーフケアは心のケアのなかでも重要課題であった。筆者はNPO法人仙台グリーフケア研究会の一員として，宮城・岩手を中心に遺族のわかちあいの会と子どものグリーフプログラムの運営にあたった。グリーフケアの多くは仙台グリーフケア研究会やあしなが育英会，NPO法人子どもグリーフサポートステーション（2022年解散）などの民間団体によるサポートが中心であった。

　また，町全体が地震・津波で破壊されたため，遺族の生活のサポートがまず優先され，グリーフサポートの場所を確保することも，発災直後は困難な状況にあった。被災地の人たちの心のサポートには，安全な生活の支援と町のインフラの復興が同時に行われる必要があった。

（2）災害遺族のグリーフの特徴

　災害は喪失体験と恐怖によるトラウマの2つの心の問題を同時に引き起こす。体験した地震・津波・土砂災害などがまた起きるのではないかという恐怖や不安を抱いたり，光景が頭から離れなくなったりするなどトラウマとなる。このトラウマは後述する心的外傷後ストレス障害などを引き起こすことがある。

　また，災害時の喪失は家族・友人など「大切な人」を失うだけではなく，家や職場，想い出の物，町の風景など，その人にとってかけがえのないさまざまなものを同時に失うことが多い。

　災害時の遺族の悲嘆のプロセスについて日本DMORT研究会では①ショック，感覚鈍磨，呆然自失，②事実の否認，③怒り，④起こりえないことを夢想し，願う，⑤後悔，自責，⑥事実に直面し，落ち込み，悲しむ，⑦事実を受け入れる，⑧再適応，の8つのプロセスを示している。実際はこの8つの反応がすべて起きるわけでもなく順番通りに生じることもない（表7-1）。

表7-1　悲嘆のプロセス

```
①　ショック，感覚鈍磨，呆然自失
②　事実の否認
③　怒り
④　起こりえないことを夢想し，願う
⑤　後悔，自責
⑥　事実に直面し，落ち込み，悲しむ
⑦　事実を受け入れる
⑧　再適応
```

〔出典：一般社団法人 DMORT〕

　震災遺族ケアをするなかで特に多く見られた反応は，後悔・自責の念であった。地震から津波までいくらかの時間があり，「あのときに逃げろと言っていれば救えたのではないか」「あのとき〜していたら」といった後悔や，「自分だけ生き延びてしまった」「私みたいな年寄りが生き残って若い人が亡くなって申し訳ない」と自分を責める発言が多く聞かれた。これらの反応は「サバイバーズ・ギルト」と呼ばれる反応である。「自分が死んだほうがよかった」という思いは希死念慮にもつながるので注意が必要な反応である。

　また，遺体の損傷が激しく身元の確認が困難で「これは私の家族ではありません」とその死を認められない遺族も多くいた。

　悲嘆のプロセスは遺族にみられるおおよその「共通した心理」ではあるが，全員にすべてが必ずあてはまるものではなく，抱く感情にも期間にも長さや深さにも，その表現の仕方にも個別性がある。その個別性は家族のなかでも違いがあり，たとえば，子どもを亡くした夫婦で夫は涙も流さず葬儀等を執り行い，妻は毎日涙にくれ何も手につかないという状況はよく見られる光景である。阪神淡路大震災で高木らが行った子どもを失った34人の母親の調査によると，フォローアップ調査できた33

事例のうち8事例が離婚もしくは別居，夫の自死が2事例見られた（高木，2007）。実に27％の夫婦が子どもの死後，夫婦関係の変化が見られたという結果である。震災後ということもあり一概に子どもを亡くしたことだけが夫婦間の溝を深めたとも断定できないが，子どもを喪ったことに対する夫婦の間の感情のズレや温度差は少なからず夫婦関係に影響を及ぼすものと考えられる（第3章）。

（3）遺体の確認時におけるグリーフサポート

　誰かが亡くなった場合，通常，遺族は警察や病院の医師から死の告知を受ける。大規模災害の場合は，遺体安置所や被災現場で家族自身が確認し，行政職員や避難所のスタッフなどがその対応にあたることもある。告知における配慮が遺族のグリーフにも影響する。

　告知にあたっては表7-2に示すような配慮が必要となる。

　災害における死は突然の死であり，発見された状況だけが故人の最期を知る情報源となることが多い。そのため，発見された状況がわかる場合には，亡くなった経緯などについてできるだけ把握しておくことが重要である。

　また，告知者は自分の所属や身分を明かした上で，告知を受ける人が伝えるべき相手かどうか，故人のどのような関係者であるかを確認する。子どもが一緒に聞くかどうかは，子ども自身の気持ちと同時に，成人の遺族にも確認をし，遺族が望む場合には，子どもにも一緒に話を聞いてもらう。

　突然の死は，受け入れることが非常に困難であるため，告知は基本的には対面で行い，できる限り電話等での告知は避ける（事故／犯罪の場合も同様である）。

　告知の場所はできるだけほかの人のいない静かな場所を選択すること

表7-2　死の告知にあたって留意すべきこと

① 告知前に故人の状況についてできるだけ把握する。
② 告知者は自分の所属や身分を明らかにする。
③ 告知を受ける人が伝えるべき相手かどうか，故人のどのような関係者であるか確認する。
④ 告知は基本的には対面で行う。
⑤ 告知の場所はできるだけほかの人のいない静かな場所で行う。
⑥ 簡潔でわかりやすい言葉を使う。
⑦ 敬意をもって丁寧な言葉を使う。
⑧ 遺族はすでに亡くなったことに気づいているため，告知をためらって前置きを長くするようなことをしない。
⑨ 遺族の心理的混乱に対応する。
⑩ 遺族の質問に応えられる範囲でできるだけ答える。
⑪ 遺品などを遺族が確認できるようにする。
⑫ 遺族のその後の支援ができる機関等についての情報を伝える。

〔出典：伊藤正哉・中島聡美『死亡告知・遺体確認における遺族への心理的ケア』より筆者作成〕

と，告知の際，倒れてしまうこともあるため，遺族には座ってもらうなどの配慮が必要である。

　遺族は混乱状態あるいは頭が真っ白な状態にあるため，簡潔でわかりやすい言葉を使い，生存しているかのような誤解を招くあいまいな言い回しはしないことも大切になる。死の告知は非常につらいことであるため，遠回しに伝えがちであるが，誤った希望をもたせるようなことはかえって不要に遺族の苦痛や不安を長引かせることになる。

　敬意をもって丁寧な言葉を使いながら，遺族の質問に応えられる範囲で誠実に答える。どうしても，慰めたい気持ちで，不正確なことを言いがちになるが，憶測で伝えてしまうと，そのことが事実のように記憶されるので，わかっていることだけを伝えるということも大切である。

　災害時は，遺体の損傷も激しく，故人とわからない場合も多くあるた

め，遺品などを遺族が確認できるようにしておく。その後，検視がある場合は説明をし，遺体の搬送や埋葬等，届け出の手続きなど可能な限りわかりやすく説明をする。その際，紙に書いて渡すなど，あとから遺族が情報を整理できるように心がけることも必要である。

2.　事故／犯罪遺族に対するグリーフサポート

（1）事故／犯罪遺族の支援制度

　犯罪被害者等基本法は2004（平成16）年に制定され，被害者および家族・遺族へのケアの必要性は，社会全体的に認識が高まっている。一方で，犯罪遺族のグリーフサポートは十分にできていないのが現状である。

　事故／犯罪は，普通の生活のなかで突然起き，遺族は大切な家族と平穏なそれまでの日常生活を瞬時に失う。事故／犯罪が起きたあと，どのような手続きがあるのか，平穏な暮らしをしている人にとっては未知の世界である。

　犯罪が発生すると，通常，警察が捜査を行い，検察官が捜査の対象である被疑者や参考人の事情聴取など捜査を行う。さまざまな証拠を検討した上で，起訴するか不起訴にするかが決定される。捜査や裁判を行うために，事情聴取をされたり，裁判で証人として証言したりするなど，遺族への負担も生じる。事情聴取や裁判は事故／犯罪の再体験でもあり，遺族の心理的苦痛は計り知れない。さらに，そのために仕事を休むなど，日常生活にも影響が生じる。このようなつらい状況を少しでも緩和できるように，被害者の支援に携る「被害者支援員」を全国の地方検察庁が配置している。被害者支援員は，被害者の相談への対応，法廷への案内・付き添い，事件記録の閲覧，証拠品の返還などの各種手続の手助けをするほか，被害者の状況に応じて，精神面，生活面，経済面等の

支援をしている関係機関や団体等を紹介するなどの支援活動を行っている。

（2） 事故／犯罪遺族のグリーフ

　事故／犯罪による死別は他の死因と異なり，「加害者」が存在する。また，突然であるため，遺族のグリーフは複雑化するリスクが高い。遺体との対面の状況でさらに傷つき体験を深めてしまうこともあるため，配慮が必要となる。

　事故・犯罪・災害の場合，遺体が生前の姿と異なることが多く，遺体をきれいにしておくことと，損傷部位には包帯を巻くなど手当をする。遺体の損傷が激しい場合には事前にそのことを説明し，損傷がひどくてすべてを見せることがためらわれる場合には，比較的状態のよい部分を見てもらうことも検討する。

　また，対面時に遺族がどのような反応をしても，それを尊重し見守る。今後，遺族が必要としている社会資源や制度についての情報や，今後の心理支援が行える団体等を紹介する。災害時の対応と同じく，対面直後は遺族は混乱しているので，あとから確認できるよう，パンフレットやメモを渡しておくことも必要である。

　関東交通犯罪遺族の会：あいの会では「交通犯罪被害者ノート」を配布している。このノートには，事故のあとの手続きの流れや相談先などが記載されており，混乱した状況のなかで，少しでも情報整理ができるように工夫されている。このようなサポートは遺族へのグリーフサポートになる。

（3） 遺族の心理反応への支援

　事故／犯罪が起きた際，遺族は警察から電話等で連絡を受ける。この

ときは生死については告げられないが，警察への移動の間に，遺族はインターネットで情報を得てしまう場合もある。悲嘆のプロセス（表7−1）にもあるように，ショックを受け呆然自失となる。また「これは夢なんじゃないか」「何かの間違いであるように」と思う。

　警察などで遺体との対面をする際に，説明を受ける。この際，遺族は泣いたり怒ったり，茫然としたり，大きな声を出したり混乱に陥ることがある。

　その様子を見る支援者（告知者）もつらい気持ちになるが，温かく共感的で落ち着いた態度や口調で語り，安全の確保を行う。背中をさする，手を握るなどの身体接触は慰めになることもあるが，不快に感じる遺族もいるため，とりわけ，異性の支援者は行わないほうがよい。

　遺族がパニックを起こした場合は，椅子に深く腰をかけてもらい，ゆっくり深呼吸をするように声掛けをする。座れる場所に連れて行き，少し落ち着くまでそばにいる。この際，余計な声掛けをする必要はなく，遺族の泣いている・茫然としている，立て続けに質問をするなどの状態を受け入れて対応する。遺族が，周囲の状況がわからないような混乱状態になった場合は，穏やかな口調で遺族の名前を繰り返すなどして声掛けを行う。

　遺族が気丈に振る舞い，冷静に見える場合でも，実際は混乱していることも多々ある。取り乱さないように必死に振る舞っている場合が多いので，「平気そうだ」という評価はしない。また，子どもに対して，「しっかりしなさい，お母さんを支えてあげてね」などの励ましをするような声掛けもよく聞かれるが，子どものグリーフを抑え込んでしまい，子どもにヤングケアラーの役割を背負わせてしまう可能性があるので避ける。

（4）報道被害と誹謗中傷の問題

　事故／犯罪はマスコミ等で大きく報道されることもあり，遺族や身近な人への取材が殺到する事態がしばしば起きる。遺族は事故／犯罪の詳細をテレビで初めて知ることもあり衝撃を受ける。さらに，遺族の個人情報がマスコミやネットに流れるなど，自分とは全く無関係な人の興味本位な関心によって二次的な傷つき体験をすることもある。

　2019年に起きた東池袋自動車暴走死傷事故[注1]においては，Twitter（現在X）上で遺族に対し中傷した者が侮辱罪で有罪判決を受けた。

　この事件に限らず，事故犯罪遺族は周囲から保険金のことなどを「宝くじに当たったみたいでしょ」と言われたり，マスコミで発言をするたびに「売名行為だ」と批判されたりするなど，さまざまな形で批判を受けることがある。もちろん，遺族に寄り添い，追悼するコメントや応援メッセージもあるが，一方で被害者に過度に同情した人物による，加害者や加害者家族への卑劣なバッシングもある。事故／犯罪のあとのグリーフはその事件が大きく報道されればされるほど，社会全体を感情の渦に巻き込んでしまう。遺族が自身のグリーフと静かな環境で向き合えるよう，第三者である私たちが遺族に対してできる見守りや支援のあり方を，今一度それぞれが考え直す必要があると思う。

3. トラウマとグリーフの違いと関連

　喪失反応のあとに生じるものをグリーフといい，死別後などに起きる反応は通常は正常なものである。しかし，抑うつが続いたり，日常生活に支障がでるほど悲嘆が強い場合は複雑性悲嘆と呼ばれる（第5章）。うつ病は，抑うつ的な気分，意欲の低下，睡眠障害（入眠障害・早朝覚醒など），食欲の低下，集中力の低下，希死念慮などがみられ，人生への絶望など生活全体に対して悲観的になることが多い。一方，複雑性悲

注1）東池袋自動車暴走死傷事故とは，2019（令和元）年4月19日に東京都東池袋で発生した交通事故。母娘の2名が亡くなり10人が重軽傷を負った。事件後，SNS上で遺族や加害者に対する誹謗中傷が起き社会問題となった。

表7-3　心的外傷後ストレス障害（PTSD）の主な症状

① 恐怖・無力感：強い恐怖と無力感，戦慄を覚える。
② 侵入症状：当時の記憶が突然フラッシュバックする。その時の感覚がリアル
　によみがえる。悪夢を見る。
③ 過覚醒：感情が張りつめて緊張状態にある。睡眠障害・集中力の低下・易怒
　的・過度の警戒心や驚愕反応（ちょっとしたことでびくつくなど）。
④ 回避症状：その体験を思い出せない。原因となった状況を避ける（自殺現場
　を通らないなど）。
⑤ 薬物やアルコールなどに逃げて依存してしまう場合がある。
⑥ 認知と気分の陰性の変化：感情が鈍くなる。関心や希望がもてない。イベン
　トをきっかけに，自分や周囲の人間が変わってしまったように感じる。誰も信
　用できない。楽しめないなど。
　　これらの症状が，自殺が起きたあと，数日後から発症する。1か月経過するま
　でに症状が消失した場合は，「急性ストレス障害」と診断される。1か月経過し
　ても持続する場合・1か月以上経過してから症状が顕著になる場合は，PTSD と
　診断される。

死別体験のプロセスによって，グリーフとトラウマと同時に体験することもある。
グリーフはわかちあいなどで支援が可能であるが，トラウマは専門のカウンセリン
グを受ける必要がある。

嘆は，故人を思い出すことの苦痛や悲しみを伴うのが特徴である。複雑
性悲嘆でうつ状態や不眠状態が続いたり希死念慮がある場合は精神科医
や心療内科医，臨床心理士，保健所および精神保健福祉センターなどの
支援が必要となる。

　自死・事故／犯罪現場を見たり，一緒に災害・事故に遭遇したり，遺
体確認など，遺族はさまざまな場面でトラウマを抱える。その時の光
景，感情などが，その後も突然よみがえり，あたかもその場にいるよう
な体験が繰り返されてしまうことがある。これはフラッシュバックと呼
ばれるトラウマによって起きる症状の一つである。悪夢を見る場合もあ
るが，子どもの場合，授業中にいきなり奇声を発するなどの混乱がみら

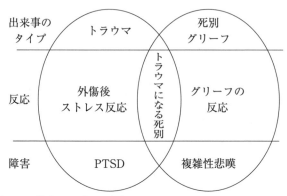

図7-1　グリーフとトラウマ
〔出典：髙橋聡美『グリーフケア』メヂカルフレンド社，2012〕

れることもある。このような症状が強い場合は，医療機関につながるように支援する。心的外傷後ストレス障害の主な症状を表7-3に示す。

　うつ病や依存症・PTSDなどの精神疾患は精神保健領域につなぐことが大切である。

　身近な人たちがやるべきことは，うつ病やPTSDを改善させることではなく，「これは専門家にみてもらったほうがよい」と察知できることと，つなぐことである。

4．DMORTの活動

　災害時に遺族支援をするDMORT（ディモート）という組織がある。

　DMORTとはDisaster Mortuary Operational Response Teamの略で「災害死亡者家族支援チーム」と訳される。米国では災害時に派遣されて個人識別，身元確認などを主な業務としている。日本DMORTでは，災害直後から死亡者の家族支援を行うとを目的としている。

表7-4　日本 DMORT の活動

(1) 災害現場への医師，歯科医師，看護師，臨床心理士，救急救命士，災害調整員等の派遣事業
(2) 長期の遺族支援事業
(3) 専門家の育成，研修事業
(4) DMORT 活動の情報提供及び啓発事業
(5) その他この法人の目的を達するために必要な事業

〔出典：一般社団法人日本 DMORT〕

　日本 DMORT 設立の背景には2005年に起きた JR 福知山線列車事故[注2]がある。この事故では系統的なトリアージ[注3] が実施され，効率的な災害医療が実施された。その一方でトリアージで黒タッグとなった家族に対しては十分な対応がなされなかった。このことを機に翌年，日本 DMORT 研究会（2017年法人化）が発足した。大規模災害訓練や研修などを重ね，人材が育成され，災害現場への派遣されるようになった。

注2）2005（平成17）年4月25日に，JR 福知山線の塚口−尼崎間で発生した列車脱線事故。乗客・運転士合わせて107名が死亡，562名が負傷した。
注3）トリアージは，災害や大規模事故などで多くの傷病者らが発生する状況で，傷病の緊急度や重症度に応じた搬送や治療の優先度を決める。優先順位の判定結果は4色のマーカー付きカードで表示され，一般的に傷病者の右手首に取り付けられる。このカードを「トリアージ・タッグ」と呼ぶ。4つの段階は以下のように分けられる

黒（無呼吸群）	：死亡，または生命徴候がなく，直ちに処置を行っても明らかに救命が不可能なもの。
赤（最優先治療群）	：生命に関わる重篤な状態で一刻も早い処置をすべきもの。
黄（待機的治療群）	：基本的に脈拍呼吸などが安定しているものの，早期に処置をすべきもの。一般に，今すぐ生命に関わる重篤な状態ではないが処置が必要であり，場合によって赤に変化する可能性があるもの。
緑（保留群）	：歩行可能で，今すぐの処置や搬送の必要ないもの。完全に治療が不要なものも含む。

　日本 DMORT では災害時に医師，歯科医師，看護師らの専門家を派遣している。遺体安置所などで家族をサポートし，さらに長期的に遺族の支援と支援のネットワークの構築を行うのが特徴である。

　災害，事故／犯罪によるグリーフは心だけではなく生活面においても影響が大きいことから，多様かつ中長期的なグリーフサポートが必要である。

 　1．災害・事故・犯罪によるグリーフ，それぞれの特徴を理解しよう。
　2．死別体験のなかでもどのようなときにトラウマを抱えるか理解しよう。
　3．死別体験後の SNS 上で生じている問題について報道を見聞きしながら考えよう。

引用文献

伊藤正哉・中島聡美『死亡告知・遺体確認における遺族への心理的ケア』
　https://saigai-kokoro.ncnp.go.jp/contents/pdf/mental_info_izoku_care.pdf
NHK 取材班（編）『ひとりじゃない　ドキュメント震災遺児』NHK 出版社，2012
一般社団法人日本 DMORT
　http://dmort.jp/
高木慶子『喪失体験と悲嘆—阪神淡路大震災で子どもと死別した34人の母親の言葉』医学書院，2007
髙橋聡美（編）『グリーフケア—死別による悲嘆の援助』メヂカルフレンド社，2012
髙橋聡美「東日本大震災における遺族の現状とグリーフケア」『日本トラウマティックストレス学会』第10巻第1号，pp. 65-75，2012

8 | あいまいな喪失とグリーフ

黒川雅代子

《目標&ポイント》 あいまいな喪失についての理解を深める。次にジェノグ
ラムの活用方法について知る。その上であいまいな喪失の支援のための6つ
のガイドラインについて理解する。最後に自分のなかにあるあいまいな喪失
について考える。
《キーワード》 あいまいな喪失，行方不明者，認知症，レジリエンス，
家族療法

　「あるのにない」，「ないのにある」，存在と不在が混在している状況
は，日常生活のなかに存在する。存在と不在の境界は，あいまいである
ため，多くの人はそれに気づかず，ただモヤモヤした感情を抱きつつ
も，どう対処してよいのかわからない状態となる。こういった状況を米
国ミネソタ大学名誉教授ポーリン・ボス（2006／2015）は，あいまいな
喪失と述べている。

　あいまいな喪失理論が日本で広く認知されるようになったのは，東日
本大震災以降である。そして新型コロナウイルス感染症のパンデミック
によって，より着目されるようになった。

　本章は，あいまいな喪失理論についてボスの著書を引用し説明する。

1. 世界的に蔓延するあいまいな喪失

　ボス（2021）はコロナ禍におけるあいまいな喪失について，次のよう
に述べている。

　新型コロナウイルスによるパンデミックは，多くのあいまいな喪失を
もたらした。クラスメイトと会うことなく別れ，学年の始まりに新しい
友人と出会う機会を失った。多くの子どもたちは，自室のコンピュータ
に一人で向かい，インターネットのアクセスができないために苦労し
た。子どもや親たちは，成長のための重要な機会をなくし，人々は年齢
に関係なく，好きなように活動する自由を喪失した。

　新型コロナウイルスは，人々の将来への希望，夢，計画を喪失させ
た。自分や家族の安全，健康についての確信がもてなくなり，日々の安
定した生活は喪失した。毎日多くの人が新型コロナウイルスに感染し，
人類は「安全で予測可能な世界に対する信頼」という究極の喪失を味わ
った。そして最大の喪失は，愛する人を看取ること，葬儀等の伝統的な
儀式が行えず，愛する人の死を弔うことができなくなったことである。
コロナ禍では愛する人が家族のいない病院で孤独に亡くなり，最期の別
れという安らぎを失った。

　コロナ禍での明確な喪失は，家族，友人，同僚との死別，失業，収
入，退職金の喪失，自宅の喪失等が挙げられるが，喪失とあいまいな喪
失が混在し，混沌とした状況になった。

　あいまいな喪失はどこにでもあるが，それを経験している人でさえ見
えにくいので，認識されにくい。そして，ほとんどの喪失はストレスを
伴うが，あいまいな喪失は喪失と悲嘆反応の両方が凍りついたような状
態になるため，さらにストレスが増大するとボスは指摘する。そのた
め，行き詰まる，無価値に苛まれる，圧倒される，希望がないと感じて
しまう。しかし人々は，喪失が不明瞭であるため，元に戻ること，喪失
の終結をただ待つだけになってしまう。たとえば，新型コロナウイルス
の終息だけをただ待つという対処になってしまう。しかしコロナ禍が終
息しても本当にすべてが以前のように戻るのだろうか，おそらくそれは

難しいとボスは述べている。

　あいまいな喪失はトラウマ的でストレスが高い喪失であるため，健康に影響を及ぼすことが懸念される。しかしあいまいな喪失であることを人々が気付いていないことも多い。そのため，あいまいな喪失やその対処の方法について学ぶことは重要なことである。

2.　あいまいな喪失とは

　あいまいな喪失理論は，ボスによって提唱された理論である。あいまいな喪失は「はっきりしないまま，解決することも，終結することもない喪失」と定義されている。

　あいまいな喪失は，解決することも終結することもない喪失であるため，解決を目指すのではなく，あいまいな喪失に向き合うためのレジリエンス（力）を高めていくことを目指している。レジリエンスとは，人間が本来もっている復元力と表現されることもあるが，ボスは，それ以上の機能レベルまで回復する能力と述べている。橋にたとえ，ストレスという重圧があっても，損傷を受けずにこの重圧を吸収できる力とも説明している（ボス，2006／2015）。またあいまいな喪失によって起こってくる反応に対しては，その人の脆弱性や病理性をみるのではなく，あいまいな喪失によって起こる正常な反応であると考える。このように問題を外在化し，あいまいな喪失に向き合う人の自己肯定感を高めることで，レジリエンスを引き出していくのである。レジリエンスを高める方法には，「弁証法的な考え方」や「心の家族」など（後述）が挙げられる（ボス，2006／2015）。これらはすべてあいまいな喪失に向き合うための考え方である。

　あいまいな喪失という言葉が日本で広く知られるようになったのは，東日本大震災以降である。マグニチュード9.0，最大震度7の地震によ

って大津波が発生し，多くの人が行方不明（2022年3月時点で2,523人）になった。大切な人との別れは，人生最大のストレスフルな出来事である。しかし遺体が見つからないということは，大切な人が生きているのか亡くなっているのかという，最も重要なことが不明瞭な状況ということである。家族は，悲しんでよいのかさえわからない。通常喪失後には自然な反応として悲嘆反応が現れる。しかし，あいまいな喪失の場合は，喪失そのものが不確実であるため，悲嘆反応が凍結したり複雑化したりするといわれている。

　あいまいな喪失は，2つのタイプに分けて説明されている。

（1）タイプ1：心理的には存在しているのに，身体的（物理的）には存在していない場合「さよならのない別れ」

　愛する人やものなどが身体的（物理的）には失われているにもかかわらず，心理的には存在し続けている状態を指す。

　東日本大震災で多くの人が大津波によって行方不明となった。その場合，大切な人が不在であるにもかかわらず，その人が生きているのか亡くなっているのか，諦めるべきなのか戻ってくるのを待つべきなのかがわからず，家族のプロセスは凍結してしまう。

　東日本大震災で福島第一原子力発電所の事故（原発事故）によって緊急避難を求められた人々は，気持ちを故郷に残したまま，いつ帰還できるかもわからず，あいまいな状態となった。その場合，避難先で定住するべきか，帰還できる日を待つのかがはっきりせず，避難先に愛着を抱くことが難しくなる。

　より一般的な例としては，離婚・再婚で親が子どもと別れること，離婚・再婚で子どもが実親と別れること，青年が家を離れて自立することや配偶者または親がケア施設に入所することなども挙げられる。

　コロナ禍においては，卒業式が中止になり，きちんと別れを告げずに学舎や恩師，友人と別れてしまうこともあいまいな喪失といえる。

（2）タイプ2：心理的には存在していないのに，身体的（物理的）には存在している場合「別れのないさよなら」

　タイプ2は，存在するなかの不在の境界があいまいで，特に理解しにくい。

　認知症になり，以前とは違う人格になっていく人に対して起こるさまざまな感情は，あいまいな喪失といえる。アルコール依存症や薬物依存，うつ病などの人の家族のもつ感情もあいまいな喪失である。

　東日本大震災の原発事故によって避難を強いられた福島の人々が，制限が解除されて故郷に戻ったとしても，以前とは変わってしまった町に対してさまざまな感情を抱いたとしたら，それもあいまいな喪失である。

　コロナ禍で，学生生活が変わった，行事等が簡略化された，学校閉鎖やリモートワークによる家庭での生活の変化等によって起こる複雑な感情もあいまいな喪失によるものといえる。さらに，愛する人の看取りに立ち会えなかった，遺骨になってからの対面であったことで死が実感できない等の感情もあいまいな喪失であると考えられる。

　このように存在と不在があいまいな状況によって起こるあいまいな喪失は，日常のなかに数多く存在するが，喪失そのものがあいまいなため，本人も気づかず，混沌とした状況に対して，どのように対処したらよいのか，わかりにくい。

（3）混在するあいまいな喪失

　あいまいな喪失は，タイプ1とタイプ2が混在することもめずらしく

ない。東日本大震災で津波によって行方不明になった状態の夫を待ち続ける妻がストレスから子どもの世話ができなくなった場合，子どもは，父親の行方不明という身体的な喪失と，母親が以前とは変わってしまったという心理的な喪失というタイプ1とタイプ2のあいまいな喪失を経験することになる。

3. 喪失とあいまいな喪失について

人は喪失を認識することでその現実を受け止め，悲嘆反応と向き合い，新たな目標や生活に向かって適応していこうとするプロセスをたどる。しかし，喪失そのものがあいまいであれば，人々は喪失を認識することができず，失ったこととして新たな目標や生活に適応することが難しい。

あいまいな喪失は，通常をはるかに超えたストレス因子といわれており，その人の対処や理解を阻み，不安と終わりのないストレスをもたらしてしまう。すなわち悲嘆のプロセスを凍結させ，問題の解明を阻み，人々の機能を停止させてしまうのである。

4. あいまいな喪失の支援について

ボス（2021）は，戦争，津波，テロ，治療法の確立していない疾患等について，個人，家族，コミュニティに対して，「あなたが経験しているのは，あいまいな喪失です。解決できない最も難しい喪失です。これはあなたのせいではありません。問題はあいまいさであって，あなたではありません。それがトラウマになることもあるのです」と言い，ワークを始めると述べている。これが問題の外在化と「意味を見つける」ことにつながる。

喪失があいまいなため，喪失に対する認識を変えていく必要がある。

　解決が簡単ではない喪失について，無理に解決を目指すのではなく，レジリエンス（喪失の痛みと不安に耐える力）を高めていくことをゴールにする。これがあいまいな喪失の最終的なゴールになる。

　あいまいな喪失と向き合うとき，自分の見方を変えることで，罪悪感や怒り等をコントロールすることができるようになる。そしてあいまいな喪失に向き合うためのレジリエンスは，個人，家族，国家，全世界などのあらゆる人間集団に適応できるとボスは述べている。

　ボスは，従来までは6つのガイドラインについては，図8-1のように説明していた。しかし，2021年の書籍『The Myth of Closure』では，円形の図にして説明している。

　図8-1のガイドラインでは，「意味を見つける」と「希望を見出す」はメビウスの輪のようにつながっており，意味と希望はお互いがなくてはならない存在であり，その間に「人生のコントロール感を調整する」「アイデンティティを再構築する」「両価的な感情を正常なものとみなす」「新しい愛着の形を見つける」というプロセスがあり，円環的なプロセスであると説明している。そしてプロセスは，直線的に段階を経て進むものではないと述べている。

　2021年の書籍『The Myth of Closure』では，ガイドラインは，円を描き，その円上に項目を印し一つひとつを線でつなげる形で説明している。その上で意味を見つけることと新しい希望を見出すことが「道しるべ」となると解説し，それ以外はガイドラインを始める必要のある所から始めていくことを勧めている。何度も同じところを繰り返してもよい，すなわち，意味と希望はリンクしつつ，自分にあてはまるガイドラインを選び，そこから始め，必要なところは何度も繰り返すと述べている。また，2021年の書籍からは「希望を見出す」に「新しい」という言葉が加わった。新しいガイドラインは，円形で表現されたことでプロセ

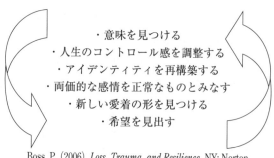

Boss, P. (2006). *Loss, Trauma, and Resilience.* NY: Norton

図8-1　研修と治療のための６つのガイドライン
〔出典：ボスが2012. 3. 仙台で講演時の配布資料（JDGS 提供）を一部修正
https : //al.jdgs.jp/wp-content/uploads/sendai_workshop_re..pdf〕

スが直線的で段階を経るものではないことがより明確になった。

　このガイドラインは，喪失や悲しみに耐えられるよう，そして対処する能力を強化するためにボスが構築したものである。

（1）意味を見つける

　ボスは，意味があるとは出来事や状況が理解できるということであり，起こった出来事に対して，一貫して理性的な理由づけを見出せることであると述べている。

　通常でも失われたものに意味を見つけることは時間がかかる。特にあいまいな喪失の場合，失われたかどうかが不明瞭なため，そこに意味を見つけることは，かなり困難な作業となる。ひとつの方法として，まずは現在の混沌とした問題に対して「あいまいな喪失」と名前をつけてみる。「無意味」と名づけることも，「意味を見つけること」につながる。名前をつけることで，その問題が非合理性，あいまいさ，不条理，無意味であることを教えてくれるとボスは説明する。

　人は，どうしても一つの答えを見つけようとする。これは「A or B」
の考え方である。しかしあいまいさのなかで無理に白黒をつけようとせ
ず，弁証法的な思考をすることも意味を見つけることの助けになる。
「A and B」の考え方である。コロナが終息したら元通りの生活に戻れ
るとただ願うのではなく，コロナ禍で創意工夫する生き方が弁証法的な
考え方になる。行方不明者の場合，遺体が見つかるまで先に進めないと
考えるのではなく，遺体が見つかるように願いつつ，自分の人生も考え
ることが「A and B」の考え方である。

（2）人生のコントロール感を調整する

　自分の人生をコントロールしようとする気持ちが強すぎると，自分の
身に起こる制御不能な出来事に対して，より大きなショックを受けるこ
とになる。「一生懸命頑張れば，成功する」という公正世界信念が強す
ぎると，悪いことが起こったとき，その責任は自分にあると考え，自責
感が強くなる。私たちは昔話のなかで，善いことをした人が幸せになれ
ると教えられて成長してきた。「花咲か爺さん」や「こぶ取り爺さん」
のように善いことをした人は幸せになり，悪いことをした人には悪いこ
とが起こるという昔話のようには人生はすすまないのである。

　2020年以降，新型コロナウイルスのパンデミックによって生活は制御
不能になった。マスクをつけ，人混みを避け，家に閉じこもる生活をし
てもウイルスをコントロールすることができなかった。喪失が明確であ
ってもあいまいであっても，喪失の痛みをコントロールしようとすれば
するほど，その痛みに翻弄されるようになる。痛みに身を任せ，思いっ
きり泣き，できることをするほうがよいとボスは述べる。まずは，無理
をせず，感情の起伏は自然なものであることを認めることから始めてみ
る。

（3）アイデンティティを再構築する

　あいまいな喪失におけるアイデンティティとは，家族やコミュニティでの対人関係において，自分は何者なのか，自分の役割は何なのかについて，わかっていることだと定義される。

　あいまいな喪失の場合はアイデンティティに混乱をきたしてしまうことがある。愛する人が行方不明の場合は，喪失が不確実であるため，問題を先延ばししてしまう傾向がある。行方不明者の家族は，その人の役割を他の人が担うと，死を認めてしまうことになるため，そのままの状態にしておくことがある。たとえば，家族の重要な決定を先延ばししたり，家族の行事がなくなったりする（お正月やクリスマスを祝わなくなる）ことがある。ボスは家族の役割を柔軟に考えることや，状況にあわせて行事を変えながら継続させることを提案する。

　母親が認知症になった場合，介護をするなかで，子どもの側がときには親のような役割をせざるを得なくなってしまうこともある。母親にとって自分は親なのか子どもなのかとアイデンティティの混乱が生じるが，親でもあり子でもあると弁証法的な考え方をすることで乗りきることができるかもしれない。

　アイデンティティは社会的に構築されるものであり，自分たちが何者であるのかは，周囲の人々との関係性のなかで作られていく。そのため，人とのつながりを継続させていくことが大切であり，孤立することは何の助けにもならないとボスは指摘する。

　アイデンティティを再構築するためには，家族の関係や役割をより柔軟に考えることが大切である。特に料理，育児，収入を得ることなどを性別と結びつけて考えるのではなく，より弾力的な夫婦や家族のつながりを考えることがここでは必要である。ただし，本来親が担わなければならない家族の決定などを子どもに担わせる，ヤングケアラーを容認す

るということではない。

（4）両価的な感情を正常なものとみなす

　両価的な感情とは，相反する気持ちや感情を同時にもつことを意味する。同じ人に対して，愛情と憎しみ，喜びと苦しみ，怒りと愛情等を感じてしまう。あいまいな喪失の場合，両価的な感情が現れることが少なくない。両価的な感情を抱いてしまうことが，人々の不安や罪悪感を増大させ，それがストレスとなる。そのため両価的な感情が起こることは自然な反応であることを理解しておく。

　東日本大震災で夫が行方不明になった妻が，津波警報のなか，水門を閉めに行くことで町の人たちを救おうとした消防団の夫に対して，誇らしいと思う反面，自分の命を最優先してくれなかった夫に対して憎らしく思うという感情が現れたとしてもそれは自然なことなのである。人々は，水門を閉めに行った消防団員を称賛するかもしれないが，家族の想いは，もっと複雑となる。

　認知症の親を介護する子どもが，認知症だから仕方がないと思う反面，なぜわからないのか，忘れてしまうのかとイライラして，親に怒ってしまうということも自然な反応なのである。

　両価的な感情は，自然なことであると理解することで，不安や罪悪感を軽減させ，自己肯定感を高めていく。

（5）新しい愛着の形を見つける

　愛着とは，夫婦や家族，親しい他者との関係性のなかで，個々人がそれぞれの間に感じる深い絆であるとボスは定義している。

　大切な人が行方不明になる，認知症になるなどの不在であると同時に存在しているというあいまいな喪失の場合は，あいまいさと不確実性を受け入れることになる。この場合，以前と同じ関係の絆をもち続けることが困難になる。しかし，行方不明の状態の人や認知症の人に対する関係性の受け止め方を転換することが，レジリエンスを高めるために必要になる。

　新しい愛着の形を見つけるために，以前とは異なっていても，失われたものが心の中に存在していることを認めたり，今ももっているものは何かを探したりする。そのためには，新たな人との絆やコミュニティを見つけるといったことが助けになる。また，「心の家族」についても考える。ボスは心の家族とは人間の心の中に本質的に存在しているものであると述べている。愛する人から，身体的にも心理的にも切り離された人は，自分の心の中で認識できる故郷や家族とつながることで，喪失に対処していくことができる。心の家族とは戸籍上や同居に関係なく，大切な時にともに過ごすことができる人のことをいう。それは亡くなっている人や行方不明の人も含まれる。心の家族の考え方は，あいまいな喪失理論では，レジリエンスを高めるための重要な考え方である。

（6）希望を見出す・新しい希望を見出す

　ここでいう「希望」とは，未来はよいものであるという信念であると定義されている。人々は，もともと思い描いていなかった人生や解決できない問題に対して，ジレンマを抱くかもしれない。たとえばコロナ禍によって学生生活が大きく変わってしまったことに対して，モヤモヤし

た感情を抱くかもしれない。そこに意味を見つけ希望を見出すためには
どのようなことが必要なのだろうか。ただコロナ禍の終息をじっと待つ
だけではなく，人生を進める原動力になるような新しい方法で何かを始
めてみる。それは失ったものを取り戻すことだけを考えるのではなく，
何か新しい希望を考えてみる。たとえコロナ禍が終息しても，すべてコ
ロナ禍前の状態に戻るわけではない。コロナ禍でも未来に希望を見出そ
うとすることは，痛みのある変化を必要とするかもしれないが，人と交
流し，自分の選択肢を模索する時間をもつことも必要なのである。

　ガイドラインは，直線的でも，段階的でも，順番があるわけでもない
プロセスである。自分にあてはまるガイドラインを選び，そこから始め
る。そしてこのガイドラインの輪が，あなたが喪失の悲しみを背負い，
そのために強く成長すること，あなたの荷物を軽くする助けになります
ようにとボス（2021）は締めくくっている。

5.　あいまいな喪失における4ステップ

　ここまでボスの述べるあいまいな喪失の理解と6つのガイドラインに
ついて説明してきた。最後にあいまいな喪失についての支援方法につい
て整理したい。

　あいまいな喪失の支援について，ボスの理論に沿って石井（黒川ら，
2019）が「家族全体を視野に入れた4ステップ支援」として，わかりや
すく整理している。それをあいまいな喪失についての締めくくりとして
記載する。

（1）ジェノグラムを描く

　ジェノグラムとは，医療，心理，福祉領域で用いられる家族図であ
る。

　ボスはジェノグラム（家族図）を通して，レジリエンスに関する家族の肯定的なテーマをはっきりさせることを勧めている。ジェノグラムの作成方法については，図8-2を参照のこと。

　ジェノグラムは，あいまいな喪失の状態にある人とともに作成してもよい。そしてその家族が何を喪失したのか，今ももっているものは何か，自分にとっての家族は誰なのかをともに考えることは，家族の肯定的なテーマを探す助けになるとボスは述べている。

　ジェノグラムは，出来事（大切な人が行方不明になる，家族が認知症になる，コロナ禍で環境に変化が生じるなど）の前後で描き，その変化をひもといていく。ジェノグラムやあいまいな喪失の理解のために，図8-2を参照し，あなたの家族のジェノグラムを描いてみてはどうだろうか。そしてジェノグラムを描いたら，次に読み進めてほしい。

（2）ジェノグラムを読み解き，家族全体から今の家族の様子を見立てる

　ジェノグラムを作成したら，それぞれの家族の関係性を線で表してみる。情緒的にきわめて密な関係なのか，きわめて密だが葛藤の関係なのか，サポートし合う関係なのかなど，家族の関係を考えながら描いていく。そして出来事が起こった前後で家族の関係がどのように変化したのかを考えていく。

　東日本大震災の被災地でもある東北では，大津波によって，亡くなった人と行方不明の人が同じ家族に複数存在することも少なくなかった。もともとは大家族で住んでいたにもかかわらず，ある人は亡くなり，ある人は行方不明のままの状態で，倒壊した家に住むことができず，家族が離れて暮らすということもあった。その場合，震災前後で同居家族の人数が大きく変わってしまう。

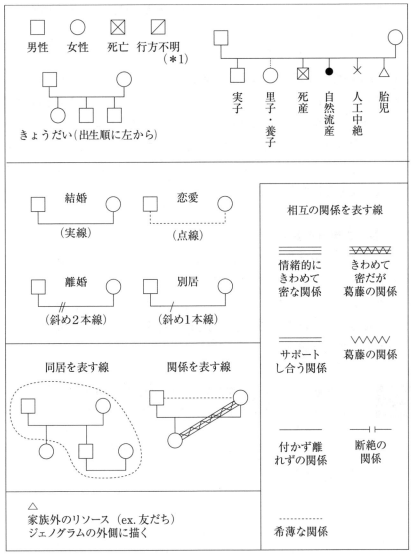

＊1　「行方不明」に関して統一したジェノグラムの表記方法はありませんが，ボ
　　　ス博士が2012年に来日されたとき，〇□に斜線をいれることを提案されま
　　　した。本書はそれに従っています。

図8-2　ジェノグラムの描き方
〔出典：石井千賀子他（編）「家族療法とあいまいな喪失」『あいまいな喪失と家族
のレジリエンス』誠信書房，2019，p.37〕

このようにジェノグラムを描くことで，喪失を整理し，家族の変化を可視化することができる。

（3）6つのガイドラインに沿って支援する

次に，支援者は6つのガイドラインに沿って支援していく。ジェノグラムを確認しながら，当事者が意味を見つけ，希望を見出し，あいまいな喪失に向き合うためのレジリエンスを高めていくプロセスをともに考え，併走していく。ガイドラインは支援者にとっても当事者にとっても，大きな道標になるだろう。

（4）長期の歩みを支える

あいまいな喪失は終結を目指すものではない。そのため，新たな課題に対して，またガイドラインに立ち返っていく。

また，あいまいな喪失に対する支援は，終結がないため，長期のプロセスとなる。そのため，家族の長期の歩みを支えていく支援者のレジリエンスも同時に必要となる。

学習のヒント

1. 自分のなかのあいまいな喪失について考えてみよう。
2. 自分のジェノグラムを描いて，自分のなかの喪失と自分の強みについて考えてみよう。
3. 自分にとっての6つのガイドラインの活用方法について考えてみよう。

引用文献

Boss, P. *Ambiguous Loss : Learning to live with unresolved grief.* Harvard University Press, 1999（南山浩二（訳）『「さよなら」のない別れ　別れのない「さよなら」— あいまいな喪失』学文社, 2005）

Boss, P. *Loss, Trauma, And Resilience : Therapeutic Work With Ambiguous Loss.* W. W. Norton & Co Inc, 2006（中島聡美・石井千賀子（監訳）『あいまいな喪失とトラウマからの回復：家族とコミュニティのレジリエンス』誠信書房, 2015）

Boss, P. *The Myth of Closure : Ambiguous Loss in a Time of Pandemic and Change.* W.W.Norton & Company, 2021

黒川雅代子・石井千賀子・中島聡美・瀬藤乃理子（編）『あいまいな喪失と家族のレジリエンス：災害支援の新しいアプローチ』誠信書房, 2019

9 | 緩和ケアとグリーフサポート

坂口幸弘

《目標＆ポイント》 緩和ケアの対象は患者だけでなく，その家族・遺族も含んでおり，グリーフサポートは緩和ケアの働きの一つとされる。ホスピス・緩和ケア領域でのグリーフサポートの取り組みを紹介し，今後の課題について解説する。
《キーワード》 緩和ケア，ホスピス，手紙送付，遺族会，サポートグループ

1. 緩和ケアとは

（1）緩和ケアの定義

　日本ホスピス緩和ケア協会によると，緩和ケア（palliative care）とは，1970年代からカナダで提唱された考え方で，1960年代から英国で始まったホスピスケアの考え方を受け継ぎ，国や社会の違いを超えて人の死に向かう過程に焦点を当て，積極的なケアを提供することを主張し，WHO（世界保健機関）がその概念を定式化したとされる。1990年代以降，米国やカナダでは高齢者医療と緩和ケアを統合し，がんのみならず認知症や脳血管障害など広く高齢者の疾患を対象とするケアとして，エンドオブライフ・ケア（end-of-life care）という考え方も広まっている。

　WHOによる緩和ケアの定義（2002年）では，次のように示されている。

　「緩和ケアとは，生命を脅かす病に関する問題に直面している患者とその家族のQOLを，痛みやその他の身体的問題・心理社会的問題・ス

表9-1　**WHO が示す緩和ケアの働き**

緩和ケアは……
・痛みやその他のつらい症状を和らげる
・生命を肯定し，死にゆくことを自然な過程と捉える
・死を早めようとしたり遅らせようとしたりするものではない
・心理的およびスピリチュアルなケアを含む
・患者が最期までできる限り能動的に生きられるように支援する体制を提供する
・患者の病の間も死別後も，家族が対処していけるように支援する体制を提供する
・患者と家族のニーズに応えるためにチームアプローチを活用し，必要に応じて死別後のカウンセリングも行う
・QOL を高める。さらに，病の経過にも良い影響を及ぼす可能性がある
・病の早い時期から化学療法や放射線療法などの生存期間の延長を意図して行われる治療と組み合わせて適応でき，つらい合併症をよりよく理解し対処するための精査も含む

日本語定訳：2018年6月　緩和ケア関連団体会議作成

〔出典：日本ホスピス緩和ケア協会ウェブサイト〕

ピリチュアルな問題を早期に見出し的確に評価を行い対応することで，苦痛を予防し和らげることを通して向上させるアプローチである。」

　そして，WHO が示す緩和ケアの働きとして，表9-1に示す9項目が挙げられている。そのなかで，緩和ケアの対象は患者だけでなく，その家族も含んでおり，患者の療養中から死別後まで支援することが緩和ケアの役割の一つであることが明示されている。代表的な緩和ケアモデル（図9-1）では，医療者の支援として，がんの治療中は患者の治癒や延命，奇跡への期待を家族とともに願い，終末期に近づくにつれて患者や家族の希望を支え，安らぎや人生の意義や目的を見出せるように寄り添うことが示されており，遺族へのケアもモデルのなかに明確に位置づけられている（加藤・竹内，2022）。

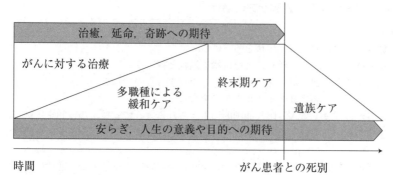

図9-1　緩和ケアモデル（加藤・竹内，2022）
〔出典：加藤雅志・竹内恵美「ケアの対象としての家族」日本サイコオン
コロジー学会・日本がんサポーティブケア学会（編）『遺族ケアガイドラ
イン』金剛出版，2022〕

（2）日本の緩和ケアの現状

　ホスピス緩和ケア白書2022の資料（升川・平山・宮下，2022）による
と，日本の緩和ケア病棟は，1990年に診療報酬に緩和ケア病棟入院料が
新設されたことにより制度化され，診療報酬の増加とともに増加し，
2021年には456病棟（9,383床）となっており，うち院内独立型が13.2%，
院内病棟型が84.2%であり，完全独立型は2.3%である（図9-2）。緩和
ケア病棟で亡くなったがん患者の割合も増えており，2020年度における
緩和ケア病棟での死亡割合は全がん患者の14〜15%と推定されている。
他方，平均在院日数は減少傾向にあり，2000年度が46.7日であったのに
対し，2020年度では27.1日となっている。
　緩和ケア病棟とは別に，2002年に診療報酬に緩和ケア診療加算が新設
されたことで緩和ケアチームが制度化され，2006年以降，全国のがん診
療連携拠点病院には緩和ケアチームの設置が義務づけられている。緩和
ケアチームの構成員には，身体症状担当医師，精神症状担当医師，看護

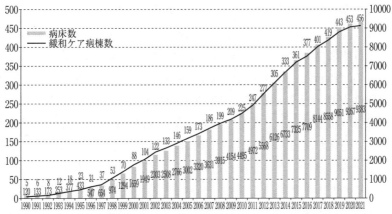

(日本ホスピス緩和ケア協会，2021年6月15日時点)

図9-2　緩和ケア病棟数・病床数
〔出典：升川研人・平山英幸・宮下光令「データでみる日本の緩和ケアの現状」木澤義之他（編）『ホスピス緩和ケア白書』青海社，2022〕

師，薬剤師，ソーシャルワーカー，医療心理に携わる専門職（臨床心理士，公認心理師），リハビリテーション専門職（作業療法士，理学療法士，言語聴覚士），管理栄養士などが含まれる。また，がん診療連携拠点病院等では，緩和ケア外来も設置されている。

　近年，がんで亡くなる人の死亡場所として自宅が増えており，2020（令和2）年のがん患者の自宅死亡の割合は16.9％であった。2016（平成28）年に「在宅緩和ケア充実診療所・病院加算」が診療報酬制度に新設され，在宅緩和ケアが推進されている。

2.　患者の生存中からのグリーフサポート

　がんなどの生命を脅かす疾患を抱える患者の家族の特徴的な心理的反応として，患者の死を予期して，実際の死別の前に経験される悲嘆，い

わゆる予期悲嘆（anticipatory grief）がある。予期悲嘆は，将来の死の可能性のみで生じるのではなく，病気の進行に伴って患者や家族などが経験する多様な物理的あるいは心理社会的喪失に対する反応であるともいわれる（Rando, 2000）。予期せぬ突然の死は悲嘆の遷延化につながる危険性が高いとされるが，予期された死の場合でも，予期悲嘆が強く，患者の死を迎える準備ができていない人は，死別後に重篤な悲嘆を抱える可能性がある。家族が死別後に後悔を残さないためにも，死が近づいていることを伝え，今後起こりうることに向けて家族が心の準備を進め，そのときの状況のなかで精一杯のことに取り組むことが重要であるとされる（加藤・竹内，2022）。

　死別後に遺族の心の支えや助けになることは，必ずしも死別したあとのサポートだけではない。患者の生存中の療養生活や看取りへの満足感や達成感は，遺族にとっての救いとなる。ホスピス・緩和ケア病棟で亡くなった遺族を対象とした坂口ら（2013）の調査では，ケアに対する満足度が高い遺族や患者の QOL を良好であったと評価した遺族ほど，死別後の悲嘆の程度が小さいことが報告されている。近年，人生の最終段階において，患者本人の意思に沿った医療・療養が行われるために，本人と家族，医療・介護関係者が事前に繰り返し話し合う，いわゆるアドバンス・ケア・プランニングが推奨されているが，患者の意向がより尊重されたケアの実践によって，患者と家族の満足度が向上し，死別後の遺族の不安や抑うつが減少したとの研究報告もある（Detering et al., 2010）。死別したあとの遺族のためにも生前や看取り時の患者・家族ケアの質を高めることが，医療者には求められる。

　患者の生存中の医療や療養に関して，死別後に，当時の意思決定や自らの対応に罪責感を抱く遺族や，医療者の対応に不信感を募らせる遺族もいる。そうした遺族の感情には，ときに誤解や理解不足，不合理な考

えに基づくものもあるため，遺族の思いを尊重しつつ，専門職として正しい知識や客観的な事実を丁寧に説明することが必要である。

　緩和ケアにおいて，遺族へのケアは，生前の患者・家族ケアの延長線上にある。医療者と遺族は死別前から互いを知っており，その関係性の文脈のなかで，死別後のサポートが行われることになる。両者に信頼関係がある場合には，医療者は信頼して安心できる存在であり，良き援助者となることができる。医療者は故人の療養生活や最期の時間を家族とともに過ごした存在であり，故人の思い出を語り合い，その死をともに悼むだけでも十分に支えになるであろう。他方，両者の関係性に問題があれば，医療者が死別後に関わること自体が困難となる。

3．死別後のグリーフサポート

（1）グリーフサポートの現状

　2020年時点で450病棟を上回る日本各地のホスピス・緩和ケア病棟では，死別後にさまざまなグリーフサポートの取り組みが行われている。坂口（2016）の調査報告では，回答を得られた施設の9割以上で何らかの遺族ケアサービスが提供されており，遺族へのケアがホスピス・緩和ケアの理念としてだけでなく，実際の取り組みとしても定着していることが示唆されている。一方で，各種遺族ケアサービスの実施病棟の割合はやや減少傾向にあり，その背景の一つとして，年間死亡者数の増大が挙げられる。多忙な職務のなか，病棟スタッフが遺族ケアサービスに割くことのできる労力や時間などは限られ，必然的に提供できるサービスの数や種類にも限界があり，取捨せざるを得ない状況にあることが推察されている（坂口，2016）。

　医療現場での比較的新しい取り組みとして，「遺族外来」もしくは「家族・遺族ケア外来」「グリーフケア外来」と呼ばれる遺族のための病

院外来が広がりつつある（第10章）。日本初の「遺族外来」を開設した大西らの報告（Ishida et al., 2011）によると，約2年半の間に，がんで家族を亡くした遺族51名が受診し，そのうち44名は女性で，平均年齢は51歳であり，死別から受診までの平均期間は13か月であったという。そして彼らの精神医学的診断は，うつ病が39％，適応障害が28％であったと報告されている。

　最近の動向として，がん医療領域の関連学会によって，「遺族ケアガイドライン〜がん等の身体疾患によって重要他者を失った遺族が経験する精神心理的苦痛の診療とケアに関するガイドライン〜」が作成された。このガイドラインは，科学的根拠に基づき，系統的な手法により作成された日本初の遺族ケアのための診療ガイドラインである。身体疾患によって重要他者を失った遺族を支える立場にある医療者を広く対象として，がん医療における遺族ケアを中心に，その最新の知見を総括した上で，評価と標準的対応について示すことを目的としている（松岡，2022）。

（2）グリーフサポートの実際

① 手紙送付

　緩和ケア病棟運営の手引き2018年追補版（日本ホスピス緩和ケア協会，2018）によると，手紙送付は，主たる介護者（キーパーソン）宛に，死別から一定の期間が経過したあと，一遺族に計1〜2回手紙を書く施設が多く，送付の時期については実施可能性を踏まえて現実的なタイミングを各施設で検討することがよいとされている。坂口（2016）のホスピス・緩和ケア病棟を対象とした調査報告では，1回のみ送付の施設が77％と最も多く，送るタイミングとしては，1回のみ送付の場合は死別後1か月から3か月の間が多く，複数回送付では，死別後3か月以

内の時点と12か月後という組み合わせが多かった。

　手紙を送るのは入院時の担当看護師であることが多いが（坂口, 2016），異動等もあるのでその限りではない。文面に関して，少なくとも伝えるべきことは，遺族に対する気遣いと，いつでも悲嘆に対するケアを提供するつもりがあることの2点であり，生前の故人との思い出なども記せると望ましい（日本ホスピス緩和ケア協会，2018）。ただし，年間死亡患者数の多い施設では，手紙送付にかかる担当看護師の負担は大きくなりかねない。

　手紙送付の有効性について，坂口ら（2013）の調査報告では，ホスピス・緩和ケア病棟での手紙送付を経験した遺族のうち，91％が助けになったと回答していた。この調査は特定の一施設で行われたものではなく，複数の施設からランダムに抽出された遺族を対象としており，手紙送付という支援方法自体の意義が示されたものである。したがって，各施設によって送付の回数や時期，文面は異なるものの，どのような方法であるにせよ手紙送付は一定の効果を有していると考えられている（坂口，2013）。

②　遺族会

　「遺族会」は，「家族会」「追悼会」などとも呼ばれ，2012年の調査（坂口，2016）では，約7割のホスピス・緩和ケア病棟で実施されている（第13章）。遺族会の多くは，死別から一定の期間が経過した遺族を対象に，半年もしくは1年に1回定期的に開催されるもので，病院側からは医師と看護師のほか，ソーシャルワーカー，カウンセラー，チャプレン，音楽療法士，ボランティアスタッフなどが参加している。多くの場合，病棟内あるいは院内にて開催され，遺族には案内状を送付し，参加費を徴収していない。主なプログラムは，茶話会やグループトーク，歌や演奏であるが，ほかにも多様なプログラムがあり，各施設が創意工

夫しながら実施している。

　遺族会の具体的な実施方法について，定式化された指針が示されているわけではない。緩和ケア病棟運営の手引き2018年追補版（日本ホスピス緩和ケア協会，2018）では，ある緩和ケア病棟での実践例が紹介され，実際の運営方法が提示されている。それによると，当日までの事前準備として，参加遺族と患者の思い出し作業や，茶話会のグループ分けや遺族対応についての打ち合せなどが挙げられている。当日の人員配置に関しては，参加スタッフは勤務扱いとし，病棟勤務者以外は遺族会に参加することとしている。

　遺族会には，遺族と病院スタッフの交流の場という側面と，遺族の悲しみを癒す場という側面があり（坂口，2011），医療者が自身の悲嘆を見つめる機会にもなっている（日本ホスピス緩和ケア協会，2018）。坂口ら（2013）による遺族調査では，遺族会に参加した遺族の約９割が会を肯定的に評価したと報告している。また，Mutaら（2014）の参加遺族を対象とした質的研究でも，遺族会に関して，病院スタッフとの再会やほかの遺族との交流などが肯定的に評価されている。遺族会のプログラムは各施設によって少なからず異なるが，こうした遺族会の取り組みは遺族のニーズに応じたものであり，一定の有効性があると考えられる。

③　サポートグループ

　一部のホスピス・緩和ケア病棟では，年に１，２回多人数が集まる「遺族会」とは別に，遺族同士の体験の共有，相互支援を目的とした少人数の会，いわゆる「サポートグループ」（第13章）が毎月もしくは隔月など定期的に実施されている（坂口ら，2004）。サポートグループの様態は各施設で異なるが，比較的共通する事項として，病棟あるいは病棟外の院内にて毎月または隔月で開催し，参加遺族数はおよそ10名未満

である。

　サポートグループでは，簡単な自己紹介のあと，それぞれの体験を自由に語ってもらうが，あまりに一方的なアドバイスであったり，一人で長い時間語られたりする場合には，司会進行役であるファシリテーターが軌道に戻すように調整する（日本ホスピス緩和ケア協会，2018）。会で話された内容は口外しないことや，話したくないときは話さなくてもよいことは事前に伝えておく。気になる参加遺族に対しては，会終了後に個別で対応することもある。

　ホスピス・緩和ケア病棟での遺族のサポートグループは，病棟スタッフが中心に行うグループと，遺族が主体となって病棟と連携しながら運営するグループに大きく分けることができる（坂口，2011）。病棟スタッフ主体のほうが，運営の継続性や安定性の点ではやや優位であると思われるが，人的・時間的資源の面で活動に限界がある。他方，遺族主体のサポートグループでは，世話役として適任の遺族が存在することが前提条件となる。世話役は運営面の実務だけでなく，ファシリテーターの役割も担う場合が多い。それゆえグループの成否が，世話役となる遺族の資質や力量に依存する面があることは否めない。

　遺族のサポートグループに関しては，参加を希望する遺族の割合は決して高くはないものの，参加者の満足度は高く，その有効性を支持する多くの報告がある（坂口，2011）。一方で，実施に伴う人的・時間的な負担は大きく，ホスピス・緩和ケア病棟で実施するにあたっては，実施体制や運営方法について慎重に検討する必要がある。

④　知識や情報の提供

　リーフレットや小冊子などによる「知識や情報の提供」は，時間や労力，専門的スキルの面で，提供にかかる負担が小さく，比較的取り組みやすいグリーフサポートの方法の一つであるといえる。強い悲嘆反応を

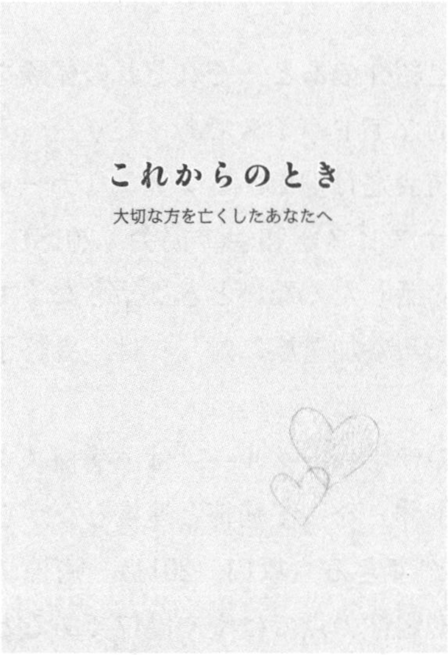

図9-3　遺族向け小冊子「これからのとき―大切な方を亡くしたあなたへ」

体験し，どう向き合ってよいかわからない状態の遺族にとって，悲嘆に関する知識や情報を得ることで，安心感や向き合い方のヒントが得られるかもしれない。医療現場で実際に活用できるツールとして，遺族向けの小冊子「これからのとき―大切な方を亡くしたあなたへ」が作成されている（図9-3）。この小冊子は，死別後の悲嘆反応を紹介するとともに，悲しんでいるときに必要なことや，悲しみを和らげるためにできることについてまとめており，公益財団法人日本ホスピス・緩和ケア研究振興財団のウェブサイト（https://www.hospat.org/from-now-on.html）より無料でダウンロードできる。また，死別体験に関する書籍や絵本などをリストアップして，紹介することもよいであろう。遺族のセルフヘルプ・グループや各種行政サービスなどの社会資源に関する情報を提供

することも，そうしたニーズを抱える遺族には有効な支援となる。

(3) グリーフサポートの課題

　緩和ケア病棟におけるグリーフサポートは広く展開されているが，さまざまな課題も抱えている。坂口（2016）の調査報告では，半数以上の病棟が認識している課題として，組織としての体制の整備，教育・研修の充実，専門家との連携，リスクアセスメントが挙げられている。

　組織としての体制の整備は，グリーフサポートが病棟スタッフ個人の過重な負担とならないために必要である。遺族へのケアは有意義ではあるが，患者ケアを中心とする通常の医療業務に支障が出るようであってはならない。グリーフサポートに伴う負担に関しては，時間や雑務といった実務上の負担だけでなく，ケアを提供する側の精神的負担にも留意すべきである。また，グリーフサポートにおける責任の所在を明らかにするためにも，各病院あるいは各病棟として行うグリーフサポートの方針や範囲を明確にすることが望まれる。

　グリーフサポートの質を高めるためには，知識の獲得やケア技術の習得など教育・研修の充実が求められる。看護教育や医学教育，あるいは卒後教育において，家族・遺族へのケアに対する関心は高まりつつあり，近年では，緩和ケア教育の一環として，学会や各種団体等を通じてグリーフサポートを学ぶ機会は少しずつ増えてきている（坂口，2016）。今後，新たに策定された遺族ケアガイドラインなどをもとに，質の高い教育・研修プログラムの展開が期待される。

　遺族対応の基本として，遷延性悲嘆症や他の精神疾患が疑われる場合は，精神保健の専門家に委託することが望まれる（第5章）。緩和ケア病棟の場合，実際に遺族を専門家に紹介するケースは少ないと思われるが，治療的な介入が必要と考えられるケースに備え，あらかじめ専門家

146

との連携を確保しておくことは重要である。また，遺族のニーズはきわめて多様であり，また長期にわたるケアを要するケースもあるため，一機関で提供できる遺族ケアには限界があり，それゆえ地域の社会資源との連携が大切である。ニーズに応じた適切な支援を受けられるように，グリーフサポートを提供している各種団体や，行政機関などにつなぐことも必要に応じて求められる。

　遺族のリスクやケアのニーズには，大きな個人差がある。遺族のリスクアセスメントとは，第三者からの援助を支援とする可能性が高い重篤な悲嘆の遺族を予測することであり，それにより，すべての遺族に同様のケアを提供するのではなく，リスクの高い遺族に重点的なサポートを提供することが可能となると考えられる。リスクアセスメントは限られた人的・時間的資源のなかでのサポートの配分に注目しており，低リスクと評価された遺族に対してサポートを全く行わないということを意味しているのではない。今後，遺族のリスクに応じた多層的なサポートが期待されるが，そのためにはアセスメントの精度を高めることが重要な課題である。

1．緩和ケアの定義や働きについて振り返り，グリーフサポートの位置づけについて確認しよう。
2．患者の生存中から看取りにおけるどのような患者・家族ケアが，死別後の遺族の助けになるのかを考えてみよう。
3．緩和ケアでの死別後のグリーフサポートの実際と課題を確認し，今後の改善や展開について具体的に検討してみよう。

引用文献

Detering, K.M., Hancock, A.D., Reade, M.C., et al. The impact of advance care planning on end of life care in elderly patients : randomized controlled trial. *BMJ*, 340 : c1345, 2010

Ishida, M., Onishi, H., Wada, M., et al. Psychiatric disorders in patients who lost family members to cancer and asked for medical help : descriptive analysis of outpatient services for bereaved families at Japanese cancer center hospital. *Jpn J Clin Oncol*, 41(3) : 380-385, 2011

加藤雅志・竹内恵美「ケアの対象としての家族」日本サイコオンコロジー学会・日本がんサポーティブケア学会（編）『遺族ケアガイドライン：がん等の身体疾患によって重要他者を失った遺族が経験する精神心理的苦痛の診療とケアに関するガイドライン　2022年版』金剛出版　pp. 34-37，2022

升川研人・平山英幸・宮下光令「データでみる日本の緩和ケアの現状」木澤義之他（編）『ホスピス緩和ケア白書』青海社，pp. 68-109，2022

松岡弘道「遺族ケアガイドラインの開発と今後の課題」『グリーフ＆ビリーブメント研究』3：49-56，2022

Muta, R., Sanjo, M., Miyashita, M., et al. What bereavement follow-up does family members request in Japanese palliative care units?　A qualitative study. *Am J Hosp Palliat Care*, 31(5) : 485-494, 2014

日本ホスピス緩和ケア協会『ホスピス緩和ケアの歴史と定義』
https : //www.hpcj.org/what/definition.html（2022年11月1日閲覧）

日本ホスピス緩和ケア協会『緩和ケア病棟運営の手引き2018年追補版』
https://www.hpcj.org/med/tebiki2018.pdf（2022年11月1日閲覧）

Rando, T.A. *Clinical dimensions of anticipatory mourning : Theory and practice in working with the dying, their loved ones, and their caregivers.* Champaign, IL : Research Press, 2000

坂口幸弘「第8章　家族・遺族ケアの方法.」鈴木志津枝・内布敦子（編）『緩和・ターミナルケア看護学第2版』ヌーヴェルヒロカワ，pp. 313-327，2011

坂口幸弘「わが国のホスピス・緩和ケア病棟における遺族ケアサービスの実施状況

148

と今後の課題—2002年調査と2012年調査の比較—」『Palliative Care Res』11（2）：
137-145，2016

坂口幸弘・宮下光令・森田達也・他「ホスピス・緩和ケア病棟で死亡した患者の遺
族における遺族ケアサービスの評価とニーズ」『Palliative Care Res』8（2）：217-
222，2013

坂口幸弘・高山圭子・田村恵子・他「わが国のホスピス・緩和ケア病棟における遺
族ケアの実施方法（2）—遺族のサポートグループの現状—」『死の臨床』27（1）：
81-86，2004

参考文献

木澤義之他（編）『ホスピス緩和ケア白書2023』青海社，2023

日本サイコオンコロジー学会・日本がんサポーティブケア学会（編）『遺族ケアガ
イドライン：がん等の身体疾患によって重要他者を失った遺族が経験する精神心
理的苦痛の診療とケアに関するガイドライン　2022年版』金剛出版，2022

鈴木志津枝・内布敦子（編）『緩和・ターミナルケア看護学　第2版』ヌーヴェル
ヒロカワ，2011

10 | グリーフへの専門的対応と当事者活動

石丸昌彦

《**目標＆ポイント**》　喪の作業が遷延してグリーフが遷延した場合，しばしば精神科医やカウンセラーによる専門的な援助が必要になる。第5章で学んだ複雑性悲嘆に対しては，系統立った心理療法を構築する試みがなされている。医療の領域では，がんなどの治療機関で遺族外来や家族外来を設置している例がある。本章ではその概況を展望するとともに，近年世界的に広がりつつあるデスカフェの活動や，自身がグリーフを経験した人々による当事者活動の事例などを学ぶ。こうした活動のスピリチュアルな側面についても理解しておきたい。

《**キーワード**》　遺族外来，デスカフェ，当事者活動，スピリチュアリティ

　先に第5章では，喪の作業が遷延し複雑化する様相について，精神医学の観点から展望した。本章ではグリーフに対する専門機関の対応例を紹介し，あわせて当事者活動の事例について見てみよう。

1.　専門機関における対応

（1）複雑性悲嘆に対する治療開発の試み

　複雑性悲嘆の概念については第5章で解説した。そこで見たとおり，DSM-5（2013）は「持続性複雑死別障害」を暫定的な診断項目に取り上げ，ICD-11（2019）は遷延性悲嘆症を正式な診断名として採用した。その治療の動向はどうだろうか。

　うつ病をはじめとする多くの精神疾患と同じく，複雑性悲嘆に対する

治療もまた薬物療法と精神療法（心理療法）の両面から考えることがで
きる。

　うつ病の治療では心理的休養の確保が最も重要とされ，これとあわせ
て抗うつ薬による薬物療法が，症状を軽減し回復を促進する目的で行わ
れる。複雑性悲嘆に対する治療のあり方を検討した Shear ら（2016）の
報告は，CGT と呼ばれる精神療法（後述）と抗うつ薬の一種であるシ
タロプラムの効果を比較し，主たる治療法として推奨されるのは CGT
であるが，シタロプラムを併用することによって希死念慮などの抑うつ
症状の改善が期待されると結論している。心の養生を中心的課題とし，
必要に応じて薬物療法を併用するという治療の方向性は，うつ病と同じ
く複雑性悲嘆においても妥当するようである。

　CGT（Complicated Grief Treatment）は前述の Shear らが開発した複
雑性悲嘆の治療法である。中島らはこれに PTSD の治療で用いられる
CPT（Cognitive Processing Therapy；認知処理法）の手法を加味し，J-
CGT（Japanese version of Complicated Grief Treatment；日本版複雑性
悲嘆治療）の開発を試みている（中島，2021）。動機づけを兼ねた導入
に続いて，心理教育，個人的な目標の設定，重要な他者をまじえた面
接，喪失の記憶や死別にまつわる状況への直面化などのステップが用意
され，最終的には故人との永続的な絆を強化し，治療終了後に向けて目
標の再設定を行うといった流れである。さらに中島らの研究チームは，
日本の現状に鑑みてグループワークの有用性に着目し，6 人以内の小グ
ループで全 5 回からなる集団認知行動療法プログラムの開発と効果検証
を進めている。

　こうした研究は世界的に見てもまだ日が浅く，今後に待つところが大
きい。ICD-11 が遷延性悲嘆症を採用したことは，この方面への注目を
促すよい刺激になっているものと思われる。

（2）遺族外来

　がんは日本人の主要な健康問題の一つであり，とりわけ死亡原因としては全体の26.5％と最多を占める（厚生労働省「人口動態統計」2021年）。国民のおよそ4人に1人ががんで亡くなる状況である。

　がんは本人にとって苦しい病気であるばかりでなく，配偶者や親子など患者と親しい関係にある人々にとってもつらいものである。がんがもたらす現実の困難に加え，将来に向けての不安や，本人との接し方をめぐる悩みが加わり，心身の健康を害することも珍しくない。患者の家族が「第二の患者」と称される所以であり，こうした人々もケアを必要としている。

　そうした闘病の末にたいせつな存在をがんで亡くすことになれば，蓄積された疲労の上に喪失のつらさが重なり，きわめて大きなストレスとなることは疑いない。そのような問題意識から，最近では「遺族外来」を設置して診療を行う医療機関がみられるようになっている（表10-1）。

　表に掲載された埼玉医科大学国際医療センター精神腫瘍科外来を開設し，多年にわたって遺族外来で家族・遺族の支援にあたってきた大西秀樹医師は，さまざまな経験やデータを著書の中で紹介している（大西，2017）。著者によれば，死別体験後にうつ病に陥る人の割合は7か月目で23％強，13か月目では16％であり，一般集団のうつ病の有病率3〜7％に比べて格段に高い。また高齢者の場合，うつ病発症に関わる最大の危険因子は死別体験であるという。このデータを見ただけでも，死別とうつ病の密接な関係はあきらかであり，遺族外来の必要性が理解されるであろう。遺族外来に限らず，うつ病の診療にあたる場合には死別体験の有無を確認することが重要であること，さらには精神科臨床に限らず医療全般のなかで遺族ケアが重要な課題であることを著者は力説している。

表10-1　遺族外来の実践例

医療機関／診療科	特徴
埼玉医科大学国際医療センター 精神腫瘍科	2007年開設。精神腫瘍医や心理士など多領域の専門職が関わり，家族外来や遺族外来を実施。
山口宇部医療センター 家族ケア外来	特殊外来の一環として家族ケア外来を開設し，遺族や闘病中のがん患者の家族に対するケアを行う。
都立駒込病院 精神腫瘍科・メンタルクリニック	がんその他の疾患で治療中の患者のほか，家族や遺族に対する外来診療を行う（家族ケア外来）。
淀川キリスト教病院 精神神経科　グリーフケア外来	予約制で，精神科医師による診療や公認心理師によるカウンセリング（心理療法）を実施。

〔出典：がん治療.com〕

　遺族外来や家族外来での診療において，特別の技法が用いられるわけではない。診断としては，うつ病やそれに準ずるケースが主であると考えられる。うつ病の治療にあたっては質のよい休養をとることを第一とし，補助的に抗うつ薬などの薬物療法を行うのが原則である。ただし薬物療法の効果は，複雑性悲嘆について前述したとおり，通常のうつ病に比べて劣る可能性がある。遺族外来や家族外来の利用者は死別あるいは闘病というはっきりしたストレス因をもち，しかもそのストレス因を除去することができないという共通の事情を抱えている。

　こうした事情から，遺族外来においては傾聴を基本とした支持的面接を忍耐強く行う必要があることは想像に難くない。そして傾聴すなわち聴くことの難しさは，取り組んだ経験のある者なら誰しも知っていることである。傾聴を実行するためには，医師やカウンセラーなど聞き手の技量や熟練とあわせて，十分な時間と安心して語れる空間が必要であ

る。遺族外来を一般外来と分けて開設する利点の一つは，そうした空間を提供するとともに，予約制の導入やスケジュール管理によって必要な時間を確保できるところにあるだろう。

現時点では遺族外来はがんに関連したものが多くを占めているが，がんはグリーフをもたらす健康問題のごく一部分に過ぎない。重篤な病気やけがはすべて喪失やグリーフの原因となる可能性があり，医療機関は恒常的にグリーフの発生する場なのである。そのことを考えるなら，遺族外来と銘打っているかどうかにかかわらず，グリーフサポートに取り組む姿勢と機能は本来すべての医療機関に備わっているべきものである。

現実にも精神科のクリニックやカウンセリング機関には，グリーフをめぐる悩みを抱えた人々が毎日のように訪れている。

2.　当事者活動のきざしと広がり

（1）デスカフェ活動

デスカフェと呼ばれる活動が世界的に広がりつつあり，日本でも実践例が増えてきている（第14章）。

デスカフェ（death café）を創始したのはスイスの社会学者クレッタ（B. Crettaz）である。彼は妻に先立たれることを経験した。妻との死別にまつわるつらさや思いを語りたいと望んでも，それを受け止めてくれる相手や場所が存在しないことを痛感し，それがきっかけとなって1999年に死について語り合う場 café mortel を開いた。その後，英国の社会起業家アンダーウッド（J. Underwood）が2011年にデスカフェ開催のガイドラインを策定し，開催告知を登録できるウェブサイト deathcafe.com を開設したのが機縁となって世界中に拡がり始めた。

アンダーウッドは2017年に44歳で白血病により病没した。ニューヨー

クタイムズ紙に掲載された追悼記事には，「特定の結論を目指すのではなく，ひたすら死について語り合う」という彼の狙いが紹介されている。この方向性はクレッタのそれと一致するものであるが，両者のきっかけの対照が興味深い。クレッタは妻との死別を越えて自身が生き続けていくために，死について語ることを必要とした。アンダーウッドは病によって自身の生が脅かされるなかで，死について語ることを真剣に欲したのである。

　このことは他者の死と自分の死が別々の問題ではなく，表裏一体のテーマであることを示唆している。「たいせつな人を喪うことは，自分自身の一部が死ぬことである」という指摘があるように，重要な他者の死は他人事ではなく，自分自身の生に対する差し迫った危機（＝自分事）なのである。第5章で紹介したキューブラー=ロスの定式が，もともと自分自身の死を受容するプロセス，すなわちアンダーウッドが直面した状況に関するものでありながら，喪失に伴う心理プロセス，すなわちクレッタが直面した状況に広く応用されている事情が，ここからも理解できる。

　日本におけるデスカフェ活動の調査報告（吉川・萩原，2021）によれば，2021年の時点で調査の対象とされた16件のデスカフェには僧侶・カウンセラー・福祉や医療の関係者・葬儀社・一般市民などさまざまな開催主体によるものが含まれており，①対話のみを行うもの，②対話と話題提供を行うもの，③対話とワークショップを行うもの，の3つのタイプに分類された。カウンセラーなどがグリーフを言語化できる場を設けるために行う場合は，少人数による①の形式が選択されているのに対し，死についての学びを深める目的のものでは②の形式が，また僧侶などが死を恐れず親しみやすくする目的で行う場合には，多人数による③の形式が採用されていたという。2020年にコロナ禍が本格化してからは

オンライン形式のデスカフェ運営も行われており（第14章），コロナ禍終息後の展開が注目される。

　ワークショップのテーマのなかには，たとえば「『人は死んだらどうなるのか』と幼い子に訊かれたら何と答えるか」など，死生一般の問題や子どもの教育に関わる投げかけがしばしば含まれる。これらは一見，個別のグリーフに対するケアと無関係にも思えるが，実は子どもの成長を介してグリーフの問題と関わる重要なテーマである。実際に幼児が放つ，この種の質問に対しておとながどう答えるかは，子どもの死生観やスピリチュアリティ（後述）の成長に大きな影響を与えるだろう。いざ喪失体験に直面した際にその人を支える内面的な力は，幼児期のこのようなやりとりを通して養われるものと思われる。

　このように，日本におけるデスカフェの活動は必ずしもグリーフサポートと直結したものではないが，一部ではそのように活用されており今後広く展開される可能性をもっている。デスカフェ活動において尊重される「批判や助言をまじえずひたすら語り合う」という手法は，精神医療の領域ではアルコール依存症からの回復を目指す断酒会活動に始まり，アルコール以外の依存性疾患や摂食障害，さらには「浦河べてるの家」に代表される当事者活動などに広く援用され，その効果が認められつつある。「一人でできないことも，皆でやればできる」という単純な経験則は，グリーフの克服に向けても有効であるにちがいない。

（2）ふらっと

　「ふらっと」は，主にがん患者の家族や遺族の語らいの場として2012年に発足し，京都市で活動している。創始者のＴさんは自身の父親をがんで亡くした女性であり，医療や福祉の職歴は特にもっていなかった。ただ，自身の経験を踏まえ「患者を支える人を支える」ことを目指して

このサロンを開設したという。Facebookで情報を発信し，毎回10人ほどの参加者が集まっては胸の内を語り合うことを繰り返し，発足以来140回，参加者はのべ1,500人を超えている（https://www.facebook.com/flat222/）。

　「ふらっと」という名称は，flatな（＝元気のない）気持ちが会に参加することでflat（＝平らか）になるようにとの願いに，「ふらっと」気軽に立ち寄るイメージを重ねた命名である。さらに活動を進めるなかで，参加者が上下の別なく対等な関係で語り合うという意味合いが「ふらっと」に加味された。

　「批判をまじえず互いの物語を傾聴し尊重する」という約束事はここでも大事な原則となっているが，「ふらっと」の場合は必ずしも聞きっぱなしで終わらず，一つの話を受けて互いのやりとりに進む会話のダイナミクスが生じているという。互いを尊重する基本姿勢と進行役の適切な交通整理があれば，そうしたやり方も可能であろう。

　「ふらっと」のもう一つの特徴は，亡くなった患者の遺族と，存命していて闘病中の患者の家族とを，同時に同じ場で受け容れていることである。これに対しては，医師などから懐疑的な意見の寄せられることがしばしばあった。存命中の患者の家族に現実に先んじて喪のつらさを感じさせ，亡くなった患者の遺族にはいたずらに羨ましさを刺激するのではないかなど，不安な想像はいろいろ浮かんでくる。しかし現実には，多くの参加者がこうした相互交流からむしろ肯定的な効果を受け取っているという。

　治療がめざましく進歩し予後が大きく改善してきたものの，放置すれば時とともに進行するがんの特性には変わりがない。がんが致命的となる場合，そのプロセスは生から死への一瞬の飛躍ではなく，時間をかけて徐々に進んでいく性質のものである。患者を支え看取る家族の側も，

時間をかけて喪失を体験し，これを受け容れていかねばならない。

　そうした現実を素直に直視するならば，「ふらっと」のインクルーシヴな姿勢はむしろ自然なものと考えられるだろう。患者の存命中は迫ってくる死と喪失をひたすら否認し，死の宣告の瞬間からいきなり喪の作業を始めることは，かえって不自然であり無理なこととも思われる。Tさんは，仏壇の「おりん」を鳴らす時に音が響いて余韻を引き，やがて消えていくところに日頃から気持ちを寄せるという。人の生も同様に高らかな響きが次第に細くなり，余韻を引きつつ，いつとはなく静まっていくものともいえるだろう。

　もとより，死をめぐる語らいについての考え方や感じ方は個人差が大きく，特定のやり方を一律に押しつけるべきではない。「ふらっと」の行き方はさまざまな可能性の一例を示すものである。刻々と迫ってくる喪失への不安に脅えている人に対して，おのおのの希望に叶った多様な語らいの場を提供できるならば，われわれの社会はその分だけ豊かになっていくはずである。

（3）いっぷく

　東京都内に住むFさんは双極性障害の40代男性である。

　数年前のある日，Fさんの兄は，母とFさんをあとに残して命を絶った。兄は統合失調症の患者であったが，通院と服薬を規則正しく行い病状は安定していた。仕事をもち，結婚と離婚を経験し，俳句や写真を趣味とし，死の直前まで母やFさんとごく普通の生活を送っていた。

　兄の突然の死に直面し，Fさんには強い衝撃や深い悲しみとともに「なぜ」という大きく重い問いが遺された。その問いに直接答えてくれるヒントは遺書や遺品の中に何もなかった。

　「なぜ」と問いつつ兄の生きた証しを求めるなかで，Fさんが思い立

ったのは兄の作品を本にまとめることだった。兄は毎日の生活のなかで心に残る風景を写真に撮り，そのときの思いを俳句に詠んでいた。写真も俳句も秀作揃いで数多く，三章立ての一冊の本にまとめるのに苦労はなかった。

「月の夜に生きる喜びケセラセラ」

「秋深し気高く燃やせこの命」

こうして兄の苦悩と充実が凝縮された100ページほどの写真集ができあがり，新聞などで紹介されて思わぬ反響を呼ぶことになった。

この活動を続けるなかで，Ｆさんの想いが次第にある形をとるようになった。兄や自身をはじめ多くの人々が，世間にある「普通」という正体不明の観念と同調圧力に押しつぶされてきたのではないか，目に見えない圧力のため，苦しさを声に出せない人たちが多くいるのではないか，そのような問題意識をＦさんはもち，そうした現状に抗うことに生きがいを感じるようになったのである。

Ｆさんは精神保健福祉士の取得を目指して勉強を始めた。同時に精神疾患の患者や引きこもり状態の人々との共生の取り組みに着手したが，そこでＦさんが願ったのは，奇しくも「誰でもふらっと立ち寄れる」居場所づくりであった。Ｆさんはこの居場所を心休める場所として「いっぷく」と名づけた（https://www.ippukugo.com/）。「話す」ことは苦しみや生きづらさを「放す」ことであると考え，自身のがんとの闘病を乗り越えて「批判せず語りっぱなし聴きっぱなし」の集まりを主催し続けている。

最近では地元の小学校の総合学習に当事者として登壇し，小学４年生のために精神疾患について語る機会を得た（図10-1）。関心をもった児童たちがＦさんに質問を寄せるなど，相互交流が生まれているという。

以上に紹介したＦさんの足跡は，兄の自死がもたらした喪失感を自身

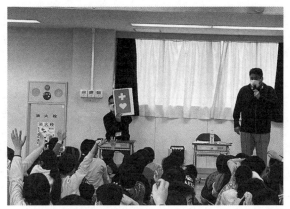

図10-1　小学校の総合学習で子どもたちと語るＦさん

の生きる力へと転化した一例である。グリーフサポートはさしあたり喪失体験以前の健康なバランスの回復を目標とするが，ときにはそれを超えていっそう前向きの生き方の発見につながり得ることを，「ふらっと」や「いっぷく」の例が教えてくれている。

3. スピリチュアリティとグリーフサポート

（1）スピリチュアリティとスピリチュアルペイン

スピリチュアリティという言葉は日本語に訳すことが難しいが，グリーフサポートのあり方を考える上で是非とも知っておきたいものである。

国際連合の専門機関である WHO（World Health Organization；世界保健機関）は，1948年に発足するにあたって健康に関する定義を公表した（表10-2）。「身体的・精神的・社会的に申し分のない状態」という包括的かつ理想主義的な内容は，その後の健康理論や保健活動の方向性に多大の影響を与えて現在に至っている。とりわけ，身体と精神ばかりで

表10-2　健康の定義（WHO，1948）

Health is a state of complete physical, mental and social well-being and not merely the absence of disease or infirmity.
健康とは単に病気・病弱ではないことにとどまらず，身体的・精神的・社会的に申し分のない状態にあることをいう。

（原文英語，石丸訳）

なく社会的存在としての人間のあり方を健康概念のうちに取り込んだことは画期的なものであり，人間存在の多面的な拡がりに注意を喚起するものでもあった。

　ところが1998年に至り，この定義に加筆を求める動きがWHOの委員会レベルで起きた。その論点の一つは "physical, mental, social" に加えて spiritual の語を加えよというものであった。すなわち "a state of complete physical, mental, social and spiritual well-being" ということになる。

　この提案はとりわけイスラム文化圏の人々から強い支持があったといわれ，WHO本会議での採択が有力視されていたが，結果的には採択が見送られた。本決まりになった場合にこの言葉を日本語にどう訳すかで，当時の関係者は頭を悩ませていたという。"spiritual" は「霊的」とでもするのが語義としては自然であろうが，「霊的に申し分ない状態」とはいったいどういうものか，日本人にはわかりにくい。「霊的」の意味内容の不確実さもあり，「霊能者」や「スピリチュアルヒーリング」など非科学的な方向への連想もあって，健康に関する実証的な検討や実践とはなじみにくい印象がある。

　ただ，世界に目を向けるならば spiritual/spirituality に価値を認めるのはイスラム文化圏ばかりではない。「三位一体」というキリスト教の根本教義における神の三つの位格，すなわち「父・子・聖霊」の一つが

聖霊 Holy Spirit である。この聖霊が人に働きかけて，宗教心をはじめ良心・道徳・希望といった spiritual な活動を引き起こすものとされた。伝統的な宗教の影響力が減じた今日でも，身体性・精神性（知性）・社会性・霊性の四つの角度から人を見たてる枠組みはなお説得力をもっている。

スピリチュアリティという概念の複雑な内容と歴史的沿革については参考文献に譲る。ここではさしあたり，人生の目的や生死の理解に関して問わずにいられない人の心の一面と，そこから生まれてくるさまざまな思索や行動を指すものとして，スピリチュアリティを理解しておきたい。

そのことの医療領域におけるわかりやすい例が，スピリチュアルペインである。たとえば末期がんなどで治癒の期待できない病気に陥ったとき，多くの人が自分の運命や人生の意味について真剣に考え悩むようになる。過去の言動への後悔や，死後の世界の有無に悩まされる者もあるだろう。こうした一連の苦悩や，そうした問いに対して答えを与えてもらえない苦痛などを指してスピリチュアルペインと呼ぶ。

こうしたスピリチュアルペインが，ホスピスなど緩和ケアの場における重要なテーマであることは言うまでもない（第9章）。ただし，スピリチュアルペインは緩和ケアだけに限られた現象ではない。重い病気やけがにみまわれたり，長期の闘病を余儀なくされたりしたとき，人は多かれ少なかれスピリチュアルな悩みに苦しむものである。そうした悩みに対処できるかどうかが，病気の経過や予後を左右することもある。そのことを考えれば，健康の定義のうちに“spiritual”の語を加えようとの提案が，決して突飛なものではないことがわかるだろう。

162

表10-3　緩和ケアの定義（WHO，2002）

緩和ケアとは，生命を脅かす病に関連する問題に直面している患者とその家族のQOLを，痛みやその他の身体的・心理社会的・スピリチュアルな問題を早期に見出し的確に評価を行い対応することで，苦痛を予防し和らげることを通して向上させるアプローチである。

（日本緩和医療学会訳）

（2）スピリチュアルケアの基本姿勢

　喪失のもたらす悲嘆の苦痛はスピリチュアルな性質の強いものである。

　なぜあの人がこんな目に遭わなければならないのか，なぜこんなつらい別れをしなければならないのか，なぜこの世に苦難というものがあるのか等，喪失に伴ってわれわれを苦しめる一連の「なぜ」が，いずれも人生の意味づけをめぐるスピリチュアルな問いであることは，前項に述べたところから明らかであろう。

　ペイン（痛み）があるところにはケアがなくてはならない。WHOは緩和ケアを定義するにあたって，スピリチュアルな問題への対応とケアの必要性を明記している（表10-3）が，それを実践するのは簡単なことではない。最大の困難は，スピリチュアルペインを確実に取り除けるような一律の処方箋が存在せず，医学もまたこれに対する答えをもっていないところにある。「なぜ」に対する答えは本人が見出すしかなく，援助スタッフは本人の代わりに答えを提示することができない。このことは緩和ケアにあたる医療スタッフやカウンセラーの悩みの種であると同時に，日常生活のなかで周囲の人々のスピリチュアルペインに出合ったときに，私たち自身が感じるとまどいの原因でもある。

　親しい人々や援助対象のうちにスピリチュアルペインを見出したときは，小手先の技術的な解決を図るよりも，基本的な姿勢を整えることに

留意したい。

　まず，スピリチュアルペインを抱えている相手の困難や苦しさを察するとともに，そうした問題に真摯に取り組んでいることへの敬意をもって接することである。安易に声や言葉をかけられる状況にないとしても，逃げ腰になって顔を背けるのではなく，正対して礼儀正しく振る舞うことによって相手に心を開きたい。

　緩和ケアの現場からの報告のなかに「スピリチュアルペインを発する患者の言葉は時を選ばない」という観察がある（川崎他，2005）。スタッフが予期していないとき，突然の質問や発語のなかでスピリチュアルペインが語られる。患者自身の心の中でも考えがまとまらず，せっぱつまった叫びとして言葉が出てくるのであろう。スタッフの側はスピリチュアルペインをキャッチするアンテナを鋭敏に保っていなければならない。

　死生の問題にまつわる患者の悩みを受け止めるためには，スタッフ自身が自分の死生観や人生観を確かめておく必要があるとも指摘される。これはスタッフが自分の考えや経験を患者に教示するためではない。患者が模索する死生の問題をスタッフも自らの課題としており，共通のテーマに自分事として取り組んでいることを伝え，連帯をつくり出すためである。

　このような姿勢を保ちながら，患者の発信するスピリチュアルペインに耳を澄まし，それに取り組む努力をねぎらいつつ患者の歩みに同伴することが，スピリチュアルケアの基本であろう。忍耐の要る作業であるが，希望をもちつつ忍耐して待つことは，それ自体一つのスピリチュアルな行為なのである。

（3） グリーフサポートを支えるものと阻むもの

　本章では遺族外来など医療専門機関の取り組みや，デスカフェをはじめとする当事者活動について，実践例を紹介してきた。こうした個別の努力を統合するシステムづくりや，活動の指針となるマニュアル策定などは今のところなされていないが，グリーフサポートはそもそもそうした画一化になじみにくい面がある。もしも私たちの住む社会が，利便性で引き寄せられた集合にとどまらず，メンバー同士の共感や共苦の作用するコミュニティとなり得ているなら，グリーフサポートはそうした「コンパッション都市」（ケレハー，2022）のなかでごく自然に行われることであろう（第14章）。グリーフサポートのあり方を考えることは，私たちの社会をより人間的なものに作り替えていくことにつながるものである。

　グリーフサポートが円滑に行われるための条件にはさまざまなものが考えられるが，本章の最後に２つのことを指摘しておきたい。

　第一に，グリーフサポートの促進要因としての「時間」の重要性である。キューブラー＝ロスが死の受容について述べたように，喪失体験を受け容れるには踏まねばならないプロセスがあり，そのためにかけねばならない時間というものがある。この時間を無理に短縮しようとせず，時の流れに身をゆだねることが望ましい。方言などにある「日にち薬」「日にち膏薬」という言い回しや，四十九日の慣習の実際的な意義を思い起こしたい。個人も社会も日々忙しく，どちらを向いても余裕のない日本の社会では，「おりん」の余韻に耳を澄ませながらゆっくり喪の作業を進めることが難しい。ゆとりを取り戻すことが，グリーフサポートの観点からも強く求められている。

　第二に，グリーフサポートの阻害要因としての「心ないことば」の危険性である。これについて前述の大西秀樹医師の著書は数多くの実例を

記している。夫を亡くした女性が二度にわたって別々の相手から「あなたのせいで故人は死んだ」と面と向かって詰（なじ）られたこと，亡くなった娘宛てに進学塾の案内が来たので中止を求める電話をしたところ，逆に居直られて言葉で傷つけられたことなど，グリーフサポートどころか喪の苦しみを増幅する言動の実例である（大西，2017）。

　社会制度そのもののなかにも同様のことがある。少女が通り魔殺人の犠牲になり，法律に従って解剖が行われた。その費用についての遺族への請求書には「〇〇〇〇屍の死体検案に関する文書作成費用」と記されていた（〇〇〇〇は被害者氏名）。「屍（しかばね）」という言葉が，娘を奪われて悲嘆にくれる遺族を手ひどく傷つけたことは言うまでもない。「もう一度殺されたような気分」と語った父親は，犯罪被害者と家族への支援を求めて立ち上がり，今日まで活動を続けている[注1]。

　グリーフサポートの活動充実とあわせ，こうした心ないトゲを社会と身の回りから取り除くだけでも，遺族の痛みはずっと堪えやすくなるはずである。

1. 医療機関における遺族外来その他の活動について，インターネット情報などを通じて詳しく調べてみよう。
2. 「ふらっと」や「いっぷく」のような当事者活動が自分の住む地域で行われていないか，よく見回してみよう。
3. スピリチュアリティとグリーフサポートとの関係について，いろいろな角度から考えてみよう。

注1）「事件の"その後"に何が　犯罪被害者の闘い」NHKクローズアップ現代，2022年11月30日放送

引用文献

ふらっと
　https://www.facebook.com/flat222/
がん治療.com
　https://www.ganchiryo.com/live/bereaved-family-outpatient
みんなの居所いっぷく
　https://www.ippukugo.com/
川崎雅子他「終末期患者から学んだスピリチュアルペインとケア—患者との会話場面を通して—」『新潟がんセンター病医誌』44：1；27-31，2005
ケレハー，アラン（著）竹之内裕文，堀田聰子（監訳）『コンパッション都市：公衆衛生と終末期ケアの融合』，2022
中島聡美「遷延性悲嘆症の概念および治療の近年の動向」『武蔵野大学認知行動療法研究誌』2；10-20，2021
大西秀樹（著）『遺族外来—大切な人を失っても』河出書房新社，2017
Shear, M.K., Reynolds, C.F., 3rd, Simon, N.M., et al. Optimizing Treatment of Complicated Grief: A Randomized Clinical Trial. *JAMA Psychiatry*, 73 ; 685-694, 2016.
吉川直人・萩原真由美「国内デスカフェの発展過程とコミュニティとしての可能性」『京都女子大学生活福祉学科紀要』第16号，p. 75-81，2021

参考文献

本田歩『ケセラセラ　統合失調症患者の写真集』文芸社，2020
岡本拓也（著）『誰も教えてくれなかったスピリチュアルケア』医学書院，2014
島薗進（著）『精神世界のゆくえ：宗教からスピリチュアリティへ』法蔵館文庫，2022
吉川直人・萩原真由美（編）『デスカフェ・ガイド—「場」と「人」と「可能性」』クオリティケア，2021

11 | 流産・死産（周産期）の グリーフサポート

髙橋聡美

《**目標＆ポイント**》 ペリネイタル・ロスのグリーフの特徴を理解する。また，人工妊娠中絶や先端医療生殖補助医療における葛藤や倫理的問題についてもさまざまな視点から理解をする。現在，働いている妊婦も多いが，流死産のあとの職場の理解は乏しい。どのような支援が必要か理解を深める。
《**キーワード**》 流産，死産，周産期，人工妊娠中絶，先端医療生殖補助医療，ペリネイタル・ロス

---

1. 周産期の喪失（ペリネイタル・ロス）の現状

　流産，死産・人工死産，新生児死亡，人工妊娠中絶など，妊娠出産に関連する喪失をペリネイタル・ロスという。

　新しい命を授かり，人生の喜びでもある妊娠において，ペリネイタル・ロスは母親にとって過酷な喪失体験である。母親は妊娠期間中から超音波で胎児の発育を見続け，ある時期になれば胎動も感じるようになる。自分の体の中で成長しているわが子と会える日を楽しみに日々を過ごす。流死産はそのような喜びが一転，深い悲しみに変わる喪失体験である。特に不妊治療の末，ようやく授かった場合などは，喜びが大きかったぶん，悲しみも深いものになりやすいといえる。

　多くの人には元気な赤ちゃんが生まれる，流死産が自分に起こることをあまり想像しない。日本産婦人科学会は妊娠22週より前に妊娠が終わることを「流産」と定義している。超音波検査で，胎児の心臓の動きが

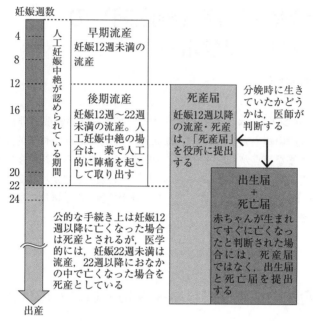

図11-1　流産・死産と手続き
〔出典：髙橋聡美『大切な人を亡くした人の気持ちがわかる本』法研，2022〕

止まったことが確認されたあとも，しばらく母体の中に留まることがあり，そのような場合は，「稽留（けいりゅう）流産」という。

　「死産」は妊娠22週以降に，赤ちゃんが亡くなった状態で出産になることを指すが，法律上は，妊娠12週以降の流死産に対して，「死産届」を役所に届け出ることが義務付けられている。流死産を経験した人は「なぜ，自分が？」と思うことが多いが，流死産は意外と多くの人が経験している。2021年の人口動態統計によると妊娠12週以降の死産は16,277件で，50人に1人以上が死産しているという割合になっている。流産も含めると，妊婦のうち約6人に1人は流産・死産を経験してい

る。身近なグリーフであるにもかかわらず，妊娠の事実や流産・死産の経緯を知っている人が少なく，社会に認められにくいグリーフ（公認されない悲嘆）である。たとえば「次を作ればいいじゃない」とか「上のお子さんがいてよかったね」と励まされたり，子どもとの死別体験に比べれば，子どもの思い出が直接あるわけではないがゆえに，概して軽視されがちである。

　流産・死産を経験した多くの母親たちは「なぜ産んであげられなかったんだろう」と自分を責める。その反応は配偶者のグリーフの反応とは異なり，夫婦間の違いに傷つくこともある。また，家族も胎児を失ったことを人に話すことに躊躇し，周りに悩みを打ち明けることもできず，母親たちは孤立しがちである。

2.　ペリネイタル・ロスのグリーフ

（1）母親に起きる反応

　誕生という喜ばしい出来事が死別という悲しい出来事に変わることの残酷さと，ちゃんと産めなかったという自責の念など，母親はさまざまな感情を抱く。

　ペリネイタル・ロスのグリーフの反応としては表11–1のようなものがある。

　出血で流産の兆しに気がついたり，胎動を感じなくなり病院を訪れる多くの妊婦は「大丈夫にちがいない」「思い過ごしだ」と出産できることを信じて受診をするため，超音波で胎児の心臓の動きが停止していることを告げられると，信じられない気持ちがまず生じる。あるいは，全く何の兆候もなく，妊婦健診の超音波検査で胎児の死がわかることもある。いずれにしても「まさか，うそだ」「何かの間違いだ」とすぐにそのことを受け入れるのは困難である。

表11-1　ペリネイタル・ロスのグリーフの反応と身体の変化

情緒面	ショック・信じられない思い 不安・怒り 原因を知りたがる 自己批判・自責
身体面	子宮の回復による後陣痛・悪露 乳房の張り・乳汁の分泌
認知面	赤ちゃんのことが頭から離れない 赤ちゃんを見たり声を聴くのがつらい 人の励ましを苦痛に感じる 次，妊娠することへのためらいと不安
行動面	食欲不振・不眠 引きこもる 人との交流を避ける 普通の生活に戻ることへの不安

　その後，何が悪かったのかと原因を考えたり，自分の生活や行動を反省するなど，自分を責める。流産・死産の原因はさまざまで母体側・胎児側の問題や複合的な原因もあり，遺族の「なぜ」という疑問は明確にならない場合が多い。

　令和3年度子ども・子育て支援推進調査研究事業「流産や死産を経験した女性に対する心理社会的支援に関する調査研究」の一環として実施された調査では，流産や死産の直後につらさを感じていた人は93.0%，6か月後で51.2%，1年経って以降～現在でも32.2%という結果であった。グリーフが長い期間にわたって影響を与え，最もつらかった時期には，67.8%が日常生活への支障があったと回答している（厚生労働省，2021）。

（2）不育症のグリーフ

　2回以上の流産・死産を繰り返している場合，不育症と診断される。この場合は，胎児が育たない原因を探索することになる。また一人目が正常分娩でも，そのあと，続けて流死産になった場合は，続発性不育症となる。不育症の原因は「不明」が約65％を占め，その治療はまだ，十分ではない。一方で出産年齢が上昇しており，それに伴い流産のリスクも高くなっているため不育症は深刻な問題である。

　不妊症女性を対象とした研究では，正常成人と比較して不安が高く，心身症患者と同程度であり，高度生殖医療を受けた女性では，不妊原因が自分自身にある場合に不安が高い傾向にあることが明らかになっている（温井，2022）。また，不育症女性は，流産の病歴のない女性よりもうつ病や不安を発症する可能性が高く，不育症カップルでは，男性よりも女性がうつ病と不安を強く感じている。不育症の場合は何度も喪失体験を繰り返す上に，治療の問題も加わるため，治療にかける時間や金銭面など日常生活そのものにも影響が大きい。

（3）人工妊娠中絶のグリーフ

　母体保護法では「人工妊娠中絶とは，胎児が，母体外において，生命を保続することのできない時期に，人工的に，胎児及びその付属物を母体外に排出すること」としており，妊娠22週未満（21週6日）までに行うことができる。日本では，条件つきで人工妊娠中絶が認められており，その条件は母体保護法で定められている。令和3年度の人工妊娠中絶は約12万件であった。

　人工妊娠中絶手術が受けられるのは妊娠22週未満（21週6日）までであるが，妊娠初期（12週未満）と，それ以降とでは中絶手術方法が異なる。妊娠初期には子宮内容除去術として掻爬法（かきだす方法）または

172

表11-2　母体保護法　母性保護

母体保護法　第三章　母性保護
第十四条　都道府県の区域を単位として設立された公益社団法人たる医師
　会の指定する医師（以下「指定医師」という。）は，次の各号の一に該
　当する者に対して，本人及び配偶者の同意を得て，人工妊娠中絶を行う
　ことができる。
　　　　一　妊娠の継続又は分娩が身体的又は経済的理由により母体の健康
　　　　　を著しく害するおそれのあるもの
　　　　二　暴行若しくは脅迫によって又は抵抗若しくは拒絶することがで
　　　　　きない間に姦淫されて妊娠したもの
　2　前項の同意は，配偶者が知れないとき若しくはその意志を表示するこ
　とができないとき又は妊娠後に配偶者がなくなったときには本人の意思
　だけで足りる。

　吸引法（器械で吸い出す方法）が行われる。子宮口をあらかじめ拡張し
た上で，ほとんどの場合は静脈麻酔をして本人の意識がないうちに10～
15分程度の手術で済み，痛みや出血も少なく，入院の必要もない。妊娠
12週以降の手術はあらかじめ子宮口を開く処置を行ったあと，子宮収縮
剤で人工的に陣痛を起こし流産させる方法をとる。胎児の大きさや母体
の状態にもよるが数日間の入院が必要となる。妊娠の期間によって心身
への影響は異なってくる。妊娠12週以後の中絶手術を受けた場合は役所
に死産届を提出しなければならない。

　中絶手術はほとんどの場合，健康保険の適応にはならない。入院が伴
う場合は経済的な負担も大きくなる。母体への影響や経済的な問題か
ら，早期に手術を望む人が多い。

　人工妊娠中絶は「話すことのできない悲嘆」といわれる。中絶せざる
を得ない理由や経緯は人それぞれであるが，周囲に語りにくいことで，
中絶を決断するまで相談できる相手もいない場合も多い。流産・死産と
異なり，一定の期間のあいだに，自分で中絶をするかしないか選択を迫

られる。この，「自分で決めた」ということが後に「子どもの未来を奪ってしまった」「自分を責める」などのグリーフの反応を引き起こす。

　令和3年度実施の「過去5年以内に人工妊娠中絶を経験した女性824名を対象としたインターネット調査」では，人工妊娠中絶を経験した直後においては，84.2%が「（非常に～まあ）辛かった」と回答している。また，感じた辛さとしては，「子どもに対して申し訳ないという気持ち」（64.8%），「気持ちの浮き沈み」（57.3%），「自分を責めてしまうこと」（50.5%）などがあり，「今後の妊娠・出産への不安」との回答をした人は29%と約3割であった。さらに，精神的な問題の程度の評価においては，うつ・不安障害が疑われるに相当した人は72.1%，重度のうつ・不安障害が疑われるに相当した人は62.0%と，精神的問題に発展していることも示唆されている（厚生労働省　https://www.mhlw.go.jp/stf/newpage_27342.html）。

3.　周囲の反応のグリーフへの影響

（1）パートナーとの温度差

　身体的な変化を実感していた母親と，その経験のない父親とではグリーフの現れ方や感じ方は必ずしも一致しない。悲しみ方の違いは，ときにパートナーとの関係を悪化させる。たとえば，母親が悲しみのなかにいるときに，パートナーが普通に仕事をし日常生活を取り戻しているように感じるときなどは，気持ちのギャップを感じがちである。ペリネイタル・ロスの場合，男性は「何もしてやれなかった」という感情を抱きがちである。仕事に打ち込むことで悲しみを紛らわせたり，母親を支えないといけないという使命感からそのような態度をとったりしていることもある。

　ペリネイタル・ロスによるグリーフの表れ方やその経過は一人ひとり

違い，また，その対処も異なる。共通する反応もある一方で，「泣く」「喪失について話す・記録として残す」「同じ体験をした当事者を探す」「体験記を読む」「自助グループに参加する」などは，性別による違いもある。パートナーはどのように声掛けをしたらよいかわからないと困惑している場合も多い。

　最近は妊娠期間中からパートナーが健診に付き添ったり，父親学級に参加するなど，妊娠期間から子どもを意識する機会が増えた。さらに不妊治療でようやく妊娠にたどり着いた場合などは，パートナーがショックを受けることも多い。しかし「母親のほうがつらいからしっかりしないと」という思いで，気丈に振る舞うことも多く，母親・父親がお互いのグリーフの感情を吐露できる環境をつくることは大切である。

（2）周囲の人との関わり

　同世代の人から妊娠や出産の報告を受けるとつらいという声もよく聞かれる。たとえば，年賀状に「赤ちゃんが生まれました」といった報告があると，「なぜ，自分は」という思いが再び湧き起こることがある。知らせてくれた人に悪気はないだけに，母親の自責の念は強くなり，人づきあいを避けるようになる人もいる。町を歩いていても，赤ちゃんを見るとつらくなるなど，喪失を想起させる風景にも苦痛を感じがちとなる。

　同世代の人にかかわらず，周囲の人は，流産・死産をした人を励ましがちである。流産・死産を経験した人たちが「傷ついた」と感じた声掛けには表11-3のようなものがある。

　まず，よく言いがちなのが，励まそうと思って，元気を出すように促す声掛けである。元気が出ないときに元気を出せと言われると，自分がダメな人間に思えてしまう。また，なんとか元気に振る舞うと「元気そ

表11-3 ペリネイタル・ロスを経験した人が傷ついたと感じた言葉例

① 元気を出して
② 元気そうでよかった
③ 次をがんばればいいよ
④ 泣いていると赤ちゃんが悲しむ
⑤ あなたの気持ち，わかるよ
⑥ 早く忘れて，前へ進もうよ
⑦ この体験はきっと意味がある

うじゃない！」「元気そうで安心した」などと言われ，本当はつらいのをわかっていないのだなと感じてしまう。

　子どもを喪うことは，胎児であっても子どもであっても一人の子どもとして変わりがないが，周囲は流産・死産はまた次のチャンスがあると思いがちである。しかし，親にとってその子の代わりはいない。流産・死産の経験者同士でも，その感じ方は千差万別である。妊娠までのプロセスや出産への想いは異なる。そのため，同じ流産・死産の経験をしていても，その人の経験はその人しかわからない。そのため，安易に「あなたの気持ちはわかる」と言われると，気持ちを軽んじられたように感じる場合もある。

　流産・死産はつらい体験で，当事者はそのことで頭も心もいっぱいになりがちであるし，その体験は一生忘れられないものである。「早く忘れなさい」と言われると，その子の存在自体をなかったものにされてしまうような感覚になる。

　流産・死産をした人に対して「障害をもって生まれるよりよかったんじゃない？」と流産・死産を意味づけする人もいる。本人がその現実を受け入れるのに，そのように感じることは確かにあるが，それは他者に意味づけされるものではない。自分の体験したグリーフが自分の人生にとってどのような意味をもつのかは本人が一生を通して考えていくもの

なのである。

（3）職場の人の関わり

　働く女性が増えるなか，流死産のあとの職場復帰に悩む人も少なくない。出産は予定日が決まっているため，通常の出産の場合は産休に入る予定が立てられ，仕事の調整もしやすい。しかし，流死産は突然の出来事なので，急に仕事を休むことになる。子どもを亡くした悲しみに加え，職場に迷惑をかけてしまったと感じる人も多い。労働基準法では妊娠12週以降であれば，流死産も出産と同じく8週間の産後休業の対象となる。しかし，流死産が産後休業の対象であるという認識は低い。

表11-4　働く女性が流産・死産した場合

> 　働く女性が流産・死産（人工妊娠中絶を含む。以下同じ。）した場合には，産後休業や母性健康措置の対象となる場合があります。ご自身の体調面やメンタル面の回復のためにも，適切に制度を利用しましょう。
>
> (1)　産後休業
> 　　対象者：妊娠4ヶ月以降に流産・死産した女性労働者。
> 　　内　容：事業主は，原則8週間，当該労働者を就業させてはなりません。
> 　　（本人が請求し，医師が支障がないと認めた業務に就く場合には6週間でも可。）
>
> (2)　母性健康管理措置
> 　　対象者：流産・死産後1年以内の女性労働者。（妊娠の週数は問わない。）
> 　　内　容：医師等から出血や下腹部等への対応として一定期間の休業の指導が出されることがあります。事業主は，健康診査を受けるための時間の確保や，医師等からの指導事項を守ることができるようにしなければなりません。
>
> 事業主の皆様へ
> 　〇母性健康管理
> 　流産・死産した女性の心身には大きな負担・変化があります。女性労働者の体調面やメンタル面の回復のため必要な対応を行ってください。

〔出典：堀内成子他「周産期喪失を経験した家族を支えるグリーフケア：小冊子と天使キットの評価」『日本助産学会誌』25(1)，13-26，2011〕

　このような現状を受け，流死産を経験した働く女性当事者たちが立ち上げた自助グループ「iKizuku（イキヅク）」では，当事者や企業に向けて情報発信をしている。2021年に iKizuku が同年に実施したアンケート調査では，死産経験者のうち，産後休業をしなかった人は約16％であることがわかった。

　厚生労働省はウェブサイトで，働く女性が流産・死産をした場合の就業のあり方について啓発をしている。流産・死産を経験した人が，出産と同様に産後休業や産後の健診の時間を確保できるように，社会全体がその認識をしっかりもたないといけないと感じている。

4.　ペリネイタル・ロスのグリーフサポート

　ペリネイタル・ロスは，認識されにくいグリーフのため，十分な支援を受けられないことも多い。遺族はグリーフを抱えて孤立しがちである。胎児・乳児の死に立ち会った医療者や，生活を支える自治体，職場，同じ経験をした当事者，精神科領域の専門家など，さまざまな立場からのサポートが必要である。今現在，行われているペリネイタル・ロスのグリーフサポートについて紹介する。

（1）お別れのサポート

　周産期喪失を経験した母親・家族に対して，お別れの身支度をするための赤ちゃん用品を提供する取り組みがある。この取り組みはさまざまな団体が行っており，堀内らの調査（堀内他，2011）では①数少ない思い出の品となった，②時機を得た支援だった，③限られた時間の中で，遺品を残すことの後押しになった，④大切な赤ちゃんとして扱ってもらえた，⑤医療者とコミュニケーションがとりやすかった，などの評価を得ている。この際に，母親と家族のこれからの参考になるような冊子を

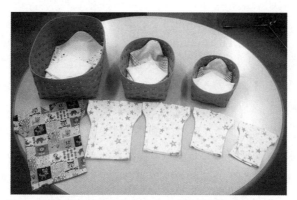

図11-2　流死産で生まれた赤ちゃんの産着とゆりかご
〔写真提供：宮崎天使ママの会〕

同時に渡すこともある。

　このほか，赤ちゃんのために用意していたベビー用品やへその緒，母子手帳をとっておくなどもグリーフサポートになる。

（2）自助グループ：ピア・サポートグループ

　同じ経験をした当事者同士で気持ちを語り合う時間をもつことにより，「ひとりじゃない」「わかってくれる人がいる」と孤立感を軽減することが可能になる。ペリネイタル・ロスの経験のない人にはわからない気持ちも当事者同士ではわかり合え，感情の表出もできる。

　現在，各地域にはさまざまな自助グループ（第13章）がある。また，集団が苦手という人や，会場まで遠いという人向けには個別面談や電話やオンライン等でサポートを受けられるようになってきた。

　ペリネイタル・ロスは突然の出来事なので，遺族は社会資源を知らないことが多い。地域の自助グループと医療機関が連携し，タイムリーなグリーフサポートを届けられるようにしたい。

　最近では母親だけではなくパートナーも含めた自助グループもある。

家族でグリーフの感情に触れ，亡くなった子どもを悼むこともまたグリーフワークとなるので，ペリネイタル・ロスを母親だけのグリーフの体験にしてしまうのではなく，家族で亡くなった子どもの話ができる環境ができるとよい。

5.　先端医療生殖補助医療技術をめぐるグリーフ

（1）出生前診断

　妊娠期間中に胎児が遺伝性・先天性疾患を有しているかどうかを診断することを出生前診断という。出生前診断は血液や羊水を採取して行われ，いくつか種類があるが，先天性疾患の一部を調べることが可能である。具体的には，染色体異常のダウン症候群，18トリソミー，13トリソミーなどを発見することができる。出生前診断によって，妊婦と胎児の健康を守れたり，出生後の準備ができたりするというメリットがある。治療が可能な疾患であれば早期に治療を開始することもできる。

　1998年から2016年までを調査した報告によると，日本の出生前診断受検数の延べ数は出生数97.7万件における7.2％，高齢妊婦数27.8万人における25.1％を占めている（佐々木他，2016）。

（2）着床前診断

　着床前診断とは，体外受精をして得られた受精卵の一部を採取して，染色体に異常がないかを調べる検査である。着床前診断は，「体外受精をしても着床しない」あるいは「着床しても何回も流産する（習慣流産）」など，染色体の構造異常が認められた場合に行うことができる。

　妊娠初期に起こる流産の主な原因は染色体異常とされており，着床前診断によって，異常な染色体を発見することで，流産率の低下が期待できる。

　しかし，着床前診断には高度医療技術が必要で，日本ではまだ安全性が確立されてはいない。日本産科婦人科学会によって審査を受け承認された施設のみが検査を実施できることとなっている。

　着床前診断は流産のリスクを下げるためにも有効な検査であるが，一方で，命の選択と捉えられる場合もあり，常に倫理の問題と対峙する。

6. 倫理的問題とグリーフ

　先端医療生殖補助医療技術をめぐっては，「命の選別になるのではないか」「優生思想なのではないか」という倫理的な問題が生じる。

　出生前・着床前診断が，習慣性流産などを繰り返す夫婦にとって，流産というグリーフを避けるためにも有用だと考える。

　一方で先端医療生殖補助医療技術が，商業的に使われたり，産み分けに利用されたりすることは避けなければならず，この技術を倫理的に正しく使用しなければならない。出生前・着床前診断を受けるのかどうか判断する際に，夫婦は迷う。「もし，障害がある可能性が高いと診断されたらどうするか」をイメージしておかなければならないし，実際に，ネガティブな結果を受けた際，遺伝子カウンセラーとも話し合い，妊娠を継続させるか，させないかを決めなければならない。一人の人としても，親としても苦渋の決断を強いられる。十分話し合って中絶を選択したとしても，やはり，命を選ぶことへの罪の意識はグリーフの反応として現れがちである。

　出生前診断の結果を受けて人工妊娠中絶をしたときに，夫婦ができるだけ悔いのないよう，決定のプロセスを丁寧にサポートすることと，自分たちで決めたことだとはいえ，グリーフの体験であることも認識しておきたい。

1．流産・早産・死産・人工妊娠中絶の定義を確認しよう。

2．ペリネイタル・ロスのグリーフの特徴を確認しよう。

3．ペリネイタル・ロスを抱える働く女性に必要なサポートについて考えよう。

4．人工妊娠中絶や先端医療生殖補助医療における葛藤や倫理的問題について自分なりの考えを整理しよう。

引用文献

堀内成子他「周産期喪失を経験した家族を支えるグリーフケア：小冊子と天使キットの評価」『日本助産学会誌』25(1)，13-26，2011

Ikizuku（働く天使ママコミュニティ　イキヅク）

　https://i-kizuku.amebaownd.com/

厚生労働省『令和３年度子ども・子育て支援推進調査研究事業―子どもを亡くした家族へのグリーフケアに関する調査研究』

　https：//cancerscan.jp/news/1115/

厚生労働省『流産・死産等を経験された方へ』

　https：//www.mhlw.go.jp/stf/newpage_27342.html

温井祥子「PGT-A（Preimplantation genetic testing for aneuploidy：着床前診断）を受ける女性の不安に関する文レビュー」『健康医療学部紀要』第７巻37，2022

佐々木愛子・左合治彦他「日本における出生前遺伝学的検査の動向1998-2016」『日本周産期・新生児医学会雑誌』54：101-107，2018

参考文献

髙橋聡美編『グリーフケア―死別による悲嘆の援助』メヂカルフレンド社，2012

髙橋聡美『大切な人を亡くした人の気持ちがわかる本―グリーフケア　理解と接し方』法研，2022

富田拓郎「流産・死産を経験した人のグリーフとグリーフケア：システマティックレビューとメタ解析の概括的展望」『精神科治療学』35-10，2020

ウォーデン，J.W.（著）山本力（訳）『悲嘆カウンセリング［改訂版]―グリーフケアの標準ハンドブック』誠信書房，2022

ウォーデン，J.W.（著）山本力（監訳）『悲嘆カウンセリング：臨床実践ハンドブック』誠信書房，2011

12 | 宗教とグリーフサポート

坂口幸弘

《**目標＆ポイント**》 死に関わる宗教的な儀礼や慣習は，死者のためだけの行事ではなく，遺族にとっても重要な意義がある。宗教者や葬送儀礼，法事・法要，墓や仏壇，宗教施設，教義や説話など，宗教的資源がグリーフサポートにおいて果たす役割について考える。
《**キーワード**》 宗教的ケア，宗教的資源，宗教者，葬送儀礼，臨床宗教師

1. 日本人における宗教

（1）日本人の宗教性

　宗教とは，慈しみや思いやり，苦しみや悲しみ，いのちの恵み，死や暴力などのもととなる聖なるものをめぐる観念や実践の体系と捉えられる（島薗，2017）。文化庁宗務課の宗教年鑑（令和４年版）によると，2021年末時点で，日本の信者総数は約１億7,956万人であり，その内訳は神道系8,723万人，仏教系8,324万人，キリスト教系197万人，諸教71万人である。この数値は各法人からの報告に基づくもので，日本の総人口より多い。一方，NHK放送文化研究所による18歳以上を対象とした2018年の調査（小林，2019）では，信仰している宗教として「仏教」との回答が31％，「神道」が３％，「キリスト教」が１％であるのに対して，「信仰している宗教はない」との回答が62％であった。信仰心については「まったくない」との回答が22％あり，男女・年代別で見ると，男女とも若い年代ほど増加し，18〜39歳の男性で42％と最も多く，1998

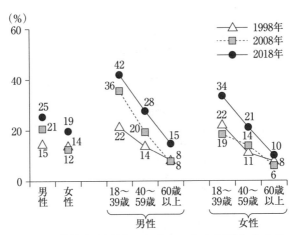

**図12-1　信仰心が「まったくない」と回答した人の
割合（男女・男女年代別）**
〔出典：NHK放送文化研究所「日本人の宗教的意識や
行動はどう変わったか」〕

　年に比べて2018年では全体的に増加している（図12-1）。このように約
６割が特定の宗教を信仰しておらず，若年層の特に男性で信仰心が薄く
なっている。

　日本では仏教やキリスト教など体系化された教義や儀礼を有する特定
の宗教には関心がなく，「無宗教」と自覚する人が多いものの，信仰す
る宗教の有無にかかわらず，日本人の宗教的な心情は根強いものがあ
り，神社仏閣への参拝やお墓参りなどの宗教的な行動も多くみられる。
しかし，神社仏閣に参拝しても，その施設が属しているのがどのような
宗教組織なのかを意識していない人は多く，それよりも神仏への礼拝
や，死者や先祖を思って手を合わせることを意義深く感じていると思わ
れる（島薗，2022）。日本ホスピス緩和ケア研究振興財団による20歳以
上の1,000名を対象とした2018年の調査報告では，信仰する宗教がない

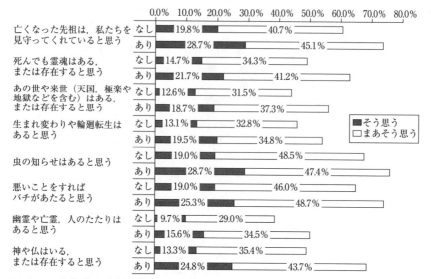

図12-2　宗教的な心情に関する意識

〔出典：日本ホスピス緩和ケア研究振興財団「ホスピス・緩和ケアに関する意識調査2018年」〕

人のうち，半数近くが「死んでも霊魂はある，または存在すると思う」「神や仏はいる，または存在すると思う」「あの世や来世（天国，極楽や地獄などを含む）はある，または存在すると思う」と回答しており，「亡くなった先祖は，私たちを見守ってくれている」との回答も約6割にのぼっていた（図12-2）。

　なお，同財団の2012年の調査報告では，死に直面したときに宗教は心の支えになると回答した人は54.8％にのぼり，2008年の同調査での39.8％を大きく上回った。東日本大震災の翌年の調査であり，犠牲者の弔いや被災者遺族の支援に宗教者が活躍したことが影響したものと思われる。「苦しいときの神頼み」という諺があるように，自分の力ではどうしようもないような苦境に立たされたときに，神仏を頼り，宗教に救

いを求めようとする心理は今も失われていないと考えられる。

（２）宗教的ケア

　伝統的な宗教の本質が，人々を救うことにあるのであれば，死別の悲しみを抱える人へのグリーフサポートにおいて宗教者の果たす役割は大きいといえる。小此木（1979）はグリーフに関する古典的著作である『対象喪失』の中で，死別の悲しみをともにし，死者への自責やつぐないの気持ちをわかちあうといった喪の仕事の伴侶となることこそ，古来より宗教家の天職であったと述べている。

　宗教者による信仰に基づくケア，いわゆる「宗教的ケア」は，心理的レベルよりも深い魂のレベルの苦痛へのケアであり，目に見えない超越的なものとの関わりを問題にしている（窪寺，2011）。谷山（2016）によると，宗教的ケアでは，ケア対象者が宗教者の「世界」に入ること，つまり宗教者の信仰世界を是認すること，たとえば仏教徒が僧侶に相談を持ちかけるのは，その人が仏教という世界観を肯定していることが前提となり，宗教的文脈において宗教者は対象者の問題点を理解し，教えや気づきといった何らかの「答え」を提示することができる。こうした宗教的ケアに対して，1970年代以降のホスピス運動のなかで注目されたスピリチュアルケアでは，宗教者に限定されない援助者が，ケア対象者の「世界」に入り，彼ら自身の世界観を尊重しながら，自己への深い気づきを得られるようにともに探求することになる。

　また，谷山（2016）は，宗教的ケアについて，入信するほど深いレベルの信仰を前提とした「狭義の宗教的ケア」と，そこまでの信仰を前提としない「宗教的資源の活用」に大別し，狭義の宗教的ケアの代表的なものとして，①信者のための儀礼（読経やお祈りなど），②既信者教化（教義に関する対話など），③未信者教化（新たな信仰を得たいとのニー

ズに応えるケア）を挙げている。他方，宗教的資源とは，宗教者をはじめとし，葬送儀礼・法事・法要・記念会といった宗教行事，墓・仏壇・家庭内祭壇などの宗教的用具，宗教施設や宗教コミュニティ，教義・説話・読経，祈り・お祓いなど，宗教に関係する有形無形のさまざまなものが含まれる。このような宗教的資源は，死別した人々へのグリーフサポートとしての直接的あるいは間接的な機能を少なからず有していると思われる。

2. グリーフサポートとしての宗教的資源

（1）宗教者

　日本では檀家制度のもと，檀家と寺院との関係は深く，長年にわたり維持されてきたが，社会の変化に伴い，都市部を中心に，その関係は薄れつつある。宗教者が故人の生前から，本人や家族と付き合いがあり，良好な関係が維持されていた場合には，遺族にとって，宗教者は身近で，信頼し安心できる良き支援者になり得る一方で，関係性が良好でなければ，関わり自体が望まれないかもしれない。生前の付き合いがなかった場合には，死別後から新たに遺族との信頼関係を深めていく必要がある。

　宗教者は，死別直後の時期から遺族に接する機会があり，長期にわたって継続して関わりをもつことのできる独自の立場にある。グリーフサポートにおいて，サポートの必要な遺族にどのようにアクセスするかは大きな課題であるが，宗教者は宗教的な営みを通じて，自然な形で遺族との接点をもつことができる。

　そして，宗教者は当然ながら，宗教的な教養や信仰を有しており，それらに基づく宗教的ケアによって，遺族の支えになり得る。加えて，宗教者の強みは，慰霊や追悼などの宗教的ケアによって生者だけでなく，

死者そのものをケアし，死者のケアを通して生者の悲嘆のケアを行うことができることであるといわれる（大村，2019）。グリーフサポートにおいては，遺族の良い聞き手となることも宗教者には求められる。宗教者に対しては，死後の話や，霊現象の話など，身近な人や医療者などに話しづらい悩みも相談しやすいかもしれない。宗教者を前にすると，遺族のスイッチが入り，「あの人はどうしているだろう」との質問が出るなど，宗教者は故人に想いを馳せる仲介者的な存在になれるのではないかと考えられる（西岡・坂口，2019）。

　このようにみてくると，グリーフサポートの担い手として，宗教者は適任であるように思われる。宗教者が，グリーフサポートに携わることは，新しい領域の開拓ではなく，むしろ本来の役割を再確認することで取り戻すべき事柄であるとの指摘もある（大河内，2019）。宗教者にとって，教義を正しく伝え，教化してゆくべき姿勢はもちろん大切であるが，その一方で，遺族の想いに真摯に耳を傾け，その気持ちに寄り添うという，グリーフサポートの担い手としての姿勢が望まれる。

（2）葬送儀礼と法事・法要

　通夜・葬儀を含む死に関わる儀礼や慣習は，本来，日本人の民間信仰をもとにして，故人を死者の世界へと送り出す意味をもつが，見送る遺族の悲嘆過程においても重要な役割があると考えられる。日本人にとって，人は死んでもその存在が「無」になるわけではなく，「死者」の存在を想定し，一連の死者儀礼を通して，段階的に「生者」から「死者」になっていくと考えられている（波平，2004）。非日常的な儀礼は，故人を「死者」として受け止める，すなわちその死を現実のものとして受け入れることにつながるといえる。また，葬送儀礼は遺族にとって悲嘆の感情を公に表すことが許された社会的な機会であり，参集した親戚縁

者，故人にゆかりのある人々などと，故人の思い出や気持ちを共有し，体験を分かち合うことのできる場でもある（坂口，2022）。

　仏教の場合，火葬して拾骨したあと，略儀的に初七日が行われ，亡くなった日から数えて四十九日の満中陰まで七日目ごとの法要が営まれることが多い。宗派によって異なるが，以後，百か日，一周忌，三回忌，七回忌，十三回忌と続き，三十三回忌もしくは五十回忌をもって死霊は祖霊となり，弔い上げとされる。このような法事・法要は，ときにストレス源ともなるが，家族・親族が体験を共有する機会を提供するだけでなく，一周忌や三回忌など記念日反応が懸念される節目の時期に行われ，加えて長期にわたって実施されるという点で，遺族への有効なケアとしての要素を備えていると考えられる（坂口，2005）。キリスト教では，記念会という形で実施されているが，教会は葬儀後の儀礼をあまり重視してこなかったとの指摘もある（中道，2015）。

　地域によっては月命日（故人の毎月の命日）に，各家庭の仏壇へ仏教僧侶が参り，読経する月忌参り（月参り）という法要がある。こうした法要は，「家に出向く」という点で，外出が難しい遺族にも定期的に会えることや，じっくり話を伺ったり，家族間で対話したりする機会になること，家の中の様子から専門機関につなぐ必要性を判断できることなど，グリーフサポートの観点から意義があると考えられる（大河内，2012）。

（3）墓や仏壇

　遺族は故人との関係を断ち，故人のことを忘れて，新たな人生を歩み始めるのではなく，姿形はなくとも，ともに生きている。遺族の心の内において，故人との継続的な関係性が存在することは，「故人との継続する絆」（continuing bonds）と呼ばれる（Klass et al., 1996, 第1章）。

配偶者を亡くした日本人遺族を対象とした調査報告では，死別から２年以上が経過しても７割以上が「あなたを見守り，あなたを助けてくれているように感じる」と回答していた（坂口，2007）。故人の写真を持ち歩き，故人に語りかけたり，墓や仏壇の前で故人と対話したりする遺族も少なくない。夫をがんで亡くした40代の女性は，次のように話している。

　　「私は毎日お墓参りに行きます。時間が許す限り。というのはね，落ち着くんですよ。精神的な支えっていうのかな。（亡き主人が）見てくれている，守ってくれているというのがあるからね。（特定の宗派自体は）ないです。手を合わすのに宗派は関係ないでしょ。」

　墓は，死者と生者が出会い，交流する場所であり，故人とのつながりを媒介する機能をもつといわれる（西岡・坂口，2022）。この女性のように，必ずしも信仰が篤くない人であっても，墓は，故人とのつながりを感じられる大切な場となり得るといえる。

　日本人遺族の悲嘆過程においては，「仏壇」の果たす肯定的な役割も指摘されている（Yamamoto et al., 1969）。家を出るときには仏壇に声をかけて，帰ってくると一日のことを仏壇の前で話すなど，事あるごとに仏壇に話しかけることが日常生活の一部になっている遺族は多い。仏壇購入者を対象とした調査では，回答者の88％が仏前での故人との対話経験があり，そのうちの約７割が毎日対話をし，対話の内容は，日常生活の報告，故人への想い，故人との思い出，相談事，願い事など多岐にわたっていた（坂口，2022）。また，仏壇に参る理由として，「故人と対話するため」との回答が最も多く，また「自分の気持ちが落ち着くため」との回答も半数近くにみられた。本来，仏壇の中心は各宗派の本尊

であり，手を合わせる対象は特定の故人ではないが，仏壇は遺族が故人と交わる窓口のような働きを有していると思われる。遺族にとって，肉体はなくとも，聞き役や相談役として故人の存在や役割は失われていない。日本人は，お盆やお彼岸などの行事を通して死者と交わり，そして墓や仏壇を媒介として故人との強い絆を維持してきたのかもしれない。こうした故人とのつながりが，遺された者の心のよりどころとなってきたと考えられる。

（4）宗教施設

　寺や神社，教会，墓地や納骨堂などの宗教施設は，宗教建築のたたずまいを含め，非日常的な空間であるため，故人に想いを馳せやすい環境である。日頃の生活の中では語りにくい故人や死に関する話題も，宗教施設特有の雰囲気のなかで自然と話せるかもしれない。ふとした時に墓地や納骨堂に来て手を合わせて帰るというように，宗教施設には宗教者が関わらなくても遺族を癒す機能があるともいわれる（西岡・坂口，2019）。また，墓地を訪れ，林立する墓石に彫られた戒名や法名，享年を目にして，幼い子どもも含め，多くの人が亡くなっていることに気づき，自分だけが悲しみを抱えているわけではないことを知ることもある（西岡・坂口，2019）。

　また宗教施設を核とした宗教的コミュニティは，遺族にとってのサポートネットワークとしての役割を担ってきたといえる。Noeksema & Larson（1999）は，教会などに定期的に，あるいは時々は出席するという人は，全く出席しない人に比べ，ソーシャルサポートを多く得ることができ，抑うつの水準も低かったことを報告している。妻を亡くして一人暮らしの60代のクリスチャンの男性は，次のように話している。

　「教会へ行く回数が増えました。出れば人と人との交わりがあって慰められますね。まず神様との交わりがあって，人との交わりがあって，また人に祈ってもらって，（自分が）祈ったりして，そうしているうちに自分が励まされて，ああ良かったと思って帰ってこられます。」

　近年では，グリーフサポートの取り組みとして，寺の一角にて，定期的に遺族のサポートグループ（第13章）を行っているところもある。宗教者がスタッフとして加わることで，他の遺族会よりも納骨やあの世の話，スピリチュアルな話も出やすいという（西岡・坂口，2019）。日常から離れた独特の空間である宗教施設は，遺族が心静かにみずからの気持ちと向き合える場として，あるいは遺族同士が悲しみや苦しみをともにわかちあう場として，グリーフサポートに相応しい環境であると考えられる。

（5）教義や説話

　宗教的あるいはスピリチュアルな信念は，死を理解可能とする信念体系を提供することによって，大切な人の死を解釈し，受容することに寄与するとされる（Park & Cohen, 1993）。たとえばイスラム教では，人の死は人生の最終点ではなく，愛する人との一時的な別れに過ぎず，審判の日によみがえり，もし神に許されるなら，再び家族と巡り会うことができると説かれており，死は神の御許に帰ることであり，深く悲しんだり，大声で泣きわめき取り乱す行為は神の意思に反することであるという（松濤，2019）。

　日本人遺族の場合，故人は無に帰したのではなく，あたかも「死者」として存在するかのように考えることで，喪失の苦痛に耐えることがで

きると述べられている（波平，2004）。故人が「あの世」かどこかしかるべきところに安らかな状態でいることや，故人と再会できるとの信念によって，残された者は安心でき，苦痛は低減されるともいわれる（小高，2008；Abrums，2000）。とはいえ，仏教の教義では，宗派による違いはあるかもしれないが，死後世界への言及はなく（大村，2019），「ある」とも「ない」とも明確には述べられていない。また，聖書の中でも，死者との再会を希望としてこの世の生をいきること，また慰めを見出すことを教示する直接的な言説を見出すことは難しいとされる（中道，2015）。島薗（2010）は，現代人は伝統宗教の死生観を換骨奪胎しながら，新たな思考や実践を付け加え，自分の身の丈に合った死生観を作り出すという試みを繰り返していると論じている。大切な人の死をどう受け止めるかというのはきわめて個人的な問題であり，信仰のある人でも必ずしも宗教が解決してくれるとは限らないとの指摘もある（小谷，2010）。「無宗教」を自認する人が多い日本人においては，伝統宗教の教義や説話，活動などを活用しつつ，自分なりの死生観を構築し，大切な人の死に向き合っていると想定されることから，各人の多様な死生観を尊重したグリーフサポートが望まれる。

3. 臨床宗教師によるグリーフサポート

　2011年の東日本大震災では，宗教者による支援が注目を集めた。臨床宗教師は超宗教・超宗派で心のケアの活動を行う宗教者であり，岡部健医師によって提唱され，2012年に東北大学に実践宗教学寄附講座が設置されて最初の養成研修が行われた。2016年には日本臨床宗教師会が設立されて，臨床宗教師の資格制度が確立し，東北大学，龍谷大学，上智大学など複数の大学・団体が臨床宗教師養成教育プログラムの認定機関として，臨床宗教師の養成を行っている。認定機関による研修を修了した

者で，宗教者であることなどの一定の要件を満たすと，日本臨床宗教師会によって「認定臨床宗教師」の資格が認められる。この資格は，5年ごとの更新制であり，更新のためにはフォローアップ研修への参加，会話記録や活動記録の検討などが求められる。日本臨床宗教師会のパンフレット（2019）では，臨床宗教師について次のように紹介されている。

> 「臨床宗教師」は，被災地や医療機関，福祉施設などの公共空間で心のケアを提供する宗教者です。「臨床宗教師」という言葉は，欧米のチャプレンに対応する日本語として考えられました。布教・伝道や営利を目的とするのではなく，対象者の価値観を尊重しながら，宗教者としての経験をいかして，苦悩や悲嘆を抱える方々に寄り添います。仏教，キリスト教，神道など，さまざまな信仰を持つ宗教者が協力しています。

　2016年に設立された日本臨床宗教師会は，「臨床宗教師倫理綱領」と「臨床宗教師倫理規約（ガイドライン）および解説」（表12-1）を作成している。臨床宗教師において特筆すべき事柄は，自身の宗教観や価値観を押しつけないことであり，地元の宗教者とのトラブルを避けるためにも，布教と疑われる行為をしてはならないことである。宗教者の本来の仕事は布教伝道活動であるが，臨床宗教師は布教伝道を目的としないことで，布教されるのではないかという無宗教者の不安感を払拭し，公共性，つまりアクセスの良さを担保したといえる（谷山，2016）。

　臨床宗教師による具体的なグリーフサポートの活動としては，傾聴移動喫茶「カフェ・デ・モンク（Cafe de Monk）」がよく知られている。その看板には，monk は英語でお坊さんのことであり，あなたの「文句」を聴きながら一緒に「悶苦」しますと記されている。臨床宗教師

194

表12-1　臨床宗教師倫理規約（ガイドライン）および解説

1. 臨床宗教師は，ケア対象者の自律性を尊重しなければならない
2. 臨床宗教師は，ケア対象者を傷つけてはならない
3. 臨床宗教師は，ケア対象者を公正・平等に扱わなければならない
4. 臨床宗教師は，活動する公共空間において，そのルールを遵守しなければならない
5. 臨床宗教師は，ケア対象者の秘密を守りつつ，派遣先の情報共有のルールを遵守しなければならない
6. 臨床宗教師は，布教ととられる行為を行わず，地元の宗教者と友好関係を保たなければならない
7. 臨床宗教師は，ケア対象者と多重関係をもってはいけない
8. 臨床宗教師は，ケア対象者から金品を受け取り，ケア行為を宗教的宣伝に使うなど個人的欲求または利益のために行動してはならない
9. 臨床宗教師は，自己研鑽と相互研鑽につとめ，資質の向上を図らなければならない。そのために臨床宗教師会に所属し，研修会に参加する責務を負う。会の認めるスーパーヴァイザーの指導に基づき事例を研究する必要がある
10. 臨床宗教師は，その名誉を守り，質を保証するため，倫理綱領および本規約を遵守しなければならない。臨床宗教師としての活動に倫理的疑義が生じた場合，日本臨床宗教師会は，倫理委員会に諮問する。倫理委員会は当該案件を調査・審議させ，処遇案を会長へ答申する。処遇は，注意，再教育，活動停止，臨床宗教師名称使用の停止などである

〔出典：日本臨床宗教師会のウェブサイトより抜粋〕

は，遺族を含め，悩みを抱える人たちと一緒にお茶を飲み，日常生活の話をしながら，その悩みに寄り添っていく。こうした活動は，東日本大震災の被災地での活動を出発点に，各地の病院，寺社，集会所など全国に広がっている。谷山（2016）は，臨床宗教師という言葉を使わずとも，すべての宗教者が他者の信仰に寛容になり，普段から心のケアを提供する社会になることを理想として語っており，臨床宗教師に限らず，宗教者によるグリーフサポートの今後の展開に期待したい。

学習の ヒント	1．日本人の宗教性の特徴について，具体的に検討してみよう。
	2．グリーフサポートとして，宗教的資源がどのような働きをしているのかを振り返り，整理してみよう。
	3．グリーフサポートにおいて，臨床宗教師に期待される役割について考えてみよう。

引用文献

Abrums, M. Death and meaning in a storefront church. *Public Health Nurs*, 17：132-142, 2000

Klass, D., Silverman, P.R., Nickman, S.（Eds.）*Continuing bonds : New understanding of grief.* Taylor & Francis, 1996

小林利行「日本人の宗教的意識や行動はどう変わったか～ISSP 国際比較調査「宗教」・日本の結果から～」『放送研究と調査』69（4）：52-72，2019

小高康正「悲嘆と物語：喪の仕事における死者との関係」平山正実（編著）『死別の悲しみに寄り添う』聖学院大学出版会，pp. 187-212，2008

小谷みどり「残された者たち」オリエンス宗教研究所（編）『キリスト教葬儀のこころ─愛する人をおくるために』オリエンス宗教研究所，pp. 137-171，2010

窪寺俊之（編著）『癒やしを求める魂の渇き─スピリチュアリティとは何か』聖学院大学出版会，2011

中道基夫『天国での再会─日本におけるキリスト教葬儀式文のインカルチュレーション』日本キリスト教団出版局，2015

波平恵美子『日本人の死のかたち─伝統儀礼から靖国まで』朝日新聞社，2004

日本ホスピス緩和ケア研究振興財団『ホスピス緩和ケアに関する意識調査2012年』
https：//www.hospat.org/research1-3.html（2023年 3 月 1 日閲覧）

日本ホスピス緩和ケア研究振興財団『ホスピス緩和ケアに関する意識調査2018年』
https：//www.hospat.org/research1-4.html（2023年 3 月 1 日閲覧）

日本臨床宗教師会『臨床宗教師倫理規約（ガイドライン）および解説』
http：//sicj.or.jp/uploads/2017/11/guideline.pdf（2023年 3 月 1 日閲覧）

日本臨床宗教師会『パンフレット「臨床宗教師とは」（2019Oct.）』
http：//sicj.or.jp/uploads/2017/11/SICJpanph2019_SQ.pdf（2023年 3 月 1 日閲覧）

西岡秀爾・坂口幸弘「配偶者を亡くした人にとっての遺骨安置場所の持つ機能」
『グリーフ＆ビリーブメント研究』3：103-119，2022

西岡秀爾・坂口幸弘「宗教とグリーフケア─宗教はご遺族の支えになることができ

るのか？」『ひだまり』27：1-9，2019

Nolen-Hoeksema, S., Larson, J. *Coping with Loss*. Lawrence Erlbaum Associates, 1999

小此木啓吾『対象喪失―悲しむということ』中公新書，1979

大河内大博「グリーフケア―亡き人とともに生きる」大谷栄一（編著）『ともに生きる仏教―お寺の社会活動最前線』ちくま新書，pp. 153-179，2019

大河内大博「日本社会の伝統的なグリーフケア」髙木慶子（編著）『グリーフケア入門―悲嘆のさなかにある人を支える』勁草書房，pp. 61-90，2012

大村哲夫「臨床宗教師ならではのケア：宗教的ケアとスピリチュアルケアのはざまで」『東北宗教学』15：263-284，2019

Park, C.L., Cohen, L.H. Religious and nonreligious coping with the death of a friend. *Cognit Ther Res*, 17：561-577, 1993

坂口幸弘「グリーフケアの考え方をめぐって」『緩和ケア』15(4)：276-279，2005

坂口幸弘『増補版悲嘆学入門―死別の悲しみを学ぶ』昭和堂，2022

坂口幸弘「日本人遺族に応じた遺族ケアのあり方に関する研究：故人との「継続する絆」」『平成18年度日本ホスピス・緩和ケア振興財団調査・研究報告書』33-40，2007

島薗進「現代人の死生観と伝統宗教」清水哲郎・島薗進（編著）『ケア従事者のための死生学』ヌーヴェルヒロカワ，pp. 230-242，2010

島薗進『宗教ってなんだろう？』平凡社，2017

島薗進・奥山倫明（編著）『いまを生きるための宗教学』丸善出版，2022

松濤弘道『普及版　世界葬送事典』雄山閣，2019

谷山洋三『医療者と宗教者のためのスピリチュアルケア―臨床宗教師の視点から』中外医学社，2016

Yamamoto, J., Okonogi, K., Iwasaki, T., et al. Mourning in Japan. *American Journal of Psychiatry*, 125：1660-1665, 1969

参考文献

中道基夫『天国での再会―日本におけるキリスト教葬儀式文のインカルチュレーション』日本キリスト教団出版局，2015

波平恵美子『日本人の死のかたち―伝統儀礼から靖国まで』朝日新聞社，2004

清水哲郎・島薗進『ケア従事者のための死生学』ヌーヴェルヒロカワ，2010

谷山洋三『医療者と宗教者のためのスピリチュアルケア―臨床宗教師の視点から』中外医学社，2016

13 | セルフヘルプグループ／サポートグループによるグリーフサポート

黒川雅代子

《目標＆ポイント》 遺族のセルフヘルプグループやサポートグループの意義，目的，活動について理解する。次に遺族がグループに参加する意味について考える。最後にセルフヘルプグループとサポートグループの運営方法について理解する。

《キーワード》 セルフヘルプグループ，サポートグループ，遺族会，当事者の会，わかちあい，共感

　「妻を亡くして，二度と笑うことはないと思っていた。遺族会で，泣いて，ときに笑っている自分に気づいたとき，生きていれば笑えることもあるんだと感じた」

　「言葉に意味をもつ人と出会ったことで，それを信じて生きていこうと思った」

　これらは，遺族のセルフヘルプグループやサポートグループに参加した遺族が語った言葉である。

　大切な人を亡くすということは，人生の過去と現在と未来が分断され，生きる意味や価値，未来が根底から大きく揺らぐような出来事である。そこにともに伴走するのが遺族のセルフヘルプグループやサポートグループである。ここでは，遺族のセルフヘルプグループとサポートグループを合わせて説明する際は，遺族会と表現する。

まず，最初にセルフヘルプグループとサポートグループについて整理したい。

1. セルフヘルプグループとサポートグループについて

（1）グループ名称の違い

セルフヘルプグループとサポートグループは，同じ課題をもつ人たちの集いである。両者の違いは，運営組織にある。

セルフヘルプグループは，基本的には当事者が運営している会のことをいう。運営者も参加者もどちらも同じ課題をもつ当事者であるため，基本的には両者は対等で，お互いに支え・支えられる関係となる。

サポートグループは，当事者以外の人が運営している会のことをいう。専門職や機関・企業（病院，葬儀社等）が運営していることが多い。そのため，ときに参加対象が，限定される場合がある。たとえば，病院が開催する遺族会の参加対象者は，その病院で亡くなった人に限定される。また，運営者は当事者ではないため，参加者との関係は援助者と被援助者となる。

（2）当事者の会の始まり

セルフヘルプグループは，1930年代のアメリカでアルコール依存症の当事者たちの会 AA（Alcoholics Anonymous）から始まった。1950年代には，さまざまな課題をもつグループが誕生し，1960年代にかけては市民運動が活発化したこともあり，グループ活動は社会変革にまで及んだ。

（3）遺族会の始まり

遺族のセルフヘルプグループの活動は，1960年代からである。イギリ

スやアメリカなどの子どもを亡くした親の会 The Compassionate Friends や，配偶者の喪失体験をもつ人々のプログラム Widow-to-Widow は，遺族のセルフヘルプグループの発展に大きな役割を果たした。

　日本における遺族のセルフヘルプグループ活動は，1980年代頃からである。子どもを亡くした親の会「ちいさな風の会」（1988年発足），「SIDS（乳幼児突然死症候群）家族の会」（1992年発足），「神戸ひまわりの会」（1994年発足）は，日本の遺族のセルフヘルプグループの先駆けであろう。

　アルフォンス・デーケンが1982年に設立した「生と死を考える会」は，日本のサポートグループの発展に大きく寄与したといえる。まだまだ死について語ることがタブーとされた時代に，本会が設立されたことは，遺族のセルフヘルプグループ，サポートグループの活動に大きく貢献した。河合千恵子が1991年に発足した配偶者を亡くした人の会「ほほえみネットワーク・グリーフサポート」もサポートグループの先駆けである。

　若林一美は，「ちいさな風の会」設立にあたり，「遺族の呼びかけで，悲しみだけを持ち寄って生まれた」と語る。「日本社会のなかでは遺族の悲しみ（グリーフ）についての関心は薄く，がんや心臓病といった同じ病気をもつ子どもたちのための患者会はあったが，単独の遺族会のようなものは存在していなかった」「死や死別に関する話題に公の場で触れることはタブーとされていた。そのような社会のなかで，遺族たちは，自分が『悲しい』と思うことそのものが異常なことのように思い，ましてやその思いを他人に語るなど考えてもいなかった」と振り返る（若林，2021）。

　1990年代前半までは，まだ遺族会という言葉も社会的に浸透していな

い時代であったが，遺族会の輪は徐々に広がっていった。

2. 遺族会の語り

　ここでは，グループのなかで起こっていることをグループの語りとともに整理する。高松（2021）はグループがもっている基本的なメッセージを「あなたは一人ではない」「あなたはあなたのままでいい」「あなたには力がある」と整理している。ここでは高松が整理する3つのメッセージに遺族がグループで語る言葉を加えて考えてみたい。

（1）あなたは一人ではない

・肉親を亡くされた人でなければわからない。本当につらさがわかるのは，ここだけ。
・泣いたり笑ったりできる，避難小屋みたいなところ。
・そこに行くだけでホッとする，駆け込み寺みたい。
・同じ立場の人同士で，ここから漏れないっていうのがあって，安心して話せる。
・生きていく上で，口に出したら，すごく問題になるようなことが，聴いてもらえる，話させてもらえることは，何物にも代えがたい場所。
　誰も自分の思いをわかってくれる人はいないと思っていた遺族が，グループに参加し，同じような思いをしている人に出会うことで，孤独感が緩和される。

（2）あなたはあなたのままでいい

・それだけ大切な人が亡くなったのだから，泣いていても良いと思えた。
・亡くなったことを認めたくなくて，家にいたくなくて，予定に空白が

ないくらい活動している自分が，悲しんでいないのではないかと罪悪
感があったけれど，それが悲嘆反応の一つだとわかってホッとした。
・精神科の薬を飲んでいることに罪悪感をもっていた。でも遺族会で，
他にも飲んでいる人もいて，その人も罪悪感をもっていると聞いて，
飲んでいても良いと思えた。
　「早く前向きにならないと」という言葉の呪縛から，まずは自分自身
の「ありのままの姿」を受け入れていくことを学ぶ場でもある。

（3）あなたには力がある

・生きていたら，また笑えるかもしれないと思えた。
・ちょっと元気もらって帰りました。
・多くの人の悲しみや苦しみを聴いて，自分も話して，その繰り返しの
なかで，いつしか自分で折り合いをつけたような気がする。
　グループに参加できたということは，それだけ「力」があったという
ことである。そして，今まで生きてきたプロセスのなかにも喪失に向き
合う力がある。グループのなかの多くの人の智恵が，喪失に向き合うた
めの力になっていくのである。

3.　遺族会開催の意義

　高松（2021）の整理をもとに遺族会開催の意義について，以下4点に
まとめて説明する。

（1）仲間に出会い，生きる力をもらう場

　グループに参加することで，大切な人と死別体験をした仲間に出会う
ことができる。グループのなかで行われる仲間同士のわかちあいで，お
互いに受容・共感が生まれ，そのことが，喪失に向き合う力につながっ

ていく。

　若林（2000）は，悲しいときに涙を流し，うれしいときに笑える自分を，自らが許せると感じたとき，それはその人の「生きる力」となっていく。「あるがままの自分」を認められたとき，人は生きるきっかけを得ていく。当事者のなかで「同じこと」「同じ思い」を感じ，輪が生まれ，「ちがい」を認め合うことで，他者への共感，思いやりが生まれると述べている。

　遺族会の参加者が，「同じような体験をした人と出会いたかった」と語ることは少なくない。特に核家族化が進む今日，家族の誰かが亡くなってしまうと一人暮らしになってしまう可能性が高い。コミュニティが脆弱化した今日であれば，家族の誰かが亡くなった場合，周囲から孤立してしまうことも考えられる。

　また，たとえ家族と同居していたとしても，悲嘆反応には個別性がある（第1章）ため，家族のなかでも異なった反応が現れることも多い。配偶者，親，きょうだいと亡くした対象が異なると，遺された側の立場が異なるため，悲しみ方も違ってくる。そのため，家族であっても悲しみ方の違いからお互いの気持ちが理解し合えないこともある。

　遺族会のなかで「夫を亡くしたわたしの気持ちを，子どもは理解してくれない」といった言葉がよく交わされる。同じ家族であっても，お互いを理解することは難しい。また，家族同士であるため，お互いに気を使い本音で話し合えないこともある。さらに，死因によっては，誰かがスケープゴートになり，家族に亀裂が生まれたり，死について語ることを封印したりしてしまうこともある。

　そのため，遺族会のような場が重要となる。

（2）情報交換をする

　喪失後に起こる悲嘆反応やその向き合い方，大切な人との死別後の生活等，遺族にはさまざまな課題がある。死別の喪失は複合的な喪失である。人は，大切な人を喪うことで，さまざまなことを同時に失っている。まずは，遺族同士で情報交換することで，自分に起こっていることについて整理していく。

　遺族会に参加し，体験者同士で情報交換することは，自己の喪失や課題を整理し，視野を広げることにつながっていく。また先輩遺族から喪失への向き合い方や生きる意味，価値についての情報を得ることで，自身の新たな生き方について学んでいく。遺族会は，単なる情報交換の場だけではなく，死別後の生きる意味や価値について共有し学ぶ場になる。

（3）喪失への向き合い方を学ぶ

　1970年代後半に，在宅死と病院死が逆転した。現在は病院・施設死が80％を超えている。また，自宅で執り行っていた葬儀が葬儀会館で行われるようになり，死が周囲から見えにくくなっている。仏事の簡略化もあり，近しい人が亡くなったことを知らせる機会が減ったことで周囲が知らないこともめずらしくない。

　大切な人が亡くなった場合，遺族には自然な反応として悲嘆反応が起こる。しかし死が見えにくくなっている現代において，悲嘆反応を病気と捉えたり，その人が弱いからと考えたりしてしまうことも少なくない（第1章）。遺族自身も，前向きになれないことを悪い事と捉え，自己否定的になってしまうこともある。遺族会は，遺族自身が悲嘆は自然な反応であることを理解し，その向き合い方について当事者から学ぶ場となる。

Silverman（1975）は，配偶者を亡くした人が感じるスティグマ（差別や偏見）に対して，最も助けになるのは，同じ立場の人だと述べている。

Lieberman（1993）は遺族が感じる自責の念について，配偶者を亡くした人，子どもを亡くした人のいずれもが，セルフヘルプグループに参加することで軽減されたという調査報告をしている。

Kinderknecht & Hodgs（1990）は，グループは参加者に対して，相互作用によって安全で自然に悲嘆のプロセスへの向き合い方を支援していると述べている。また，遺族にとって大切なことは，遺族が新しいアイデンティティを確立することである。グループは，死別を正しく認識することを助け，新しい生活のためのアイデンティティの確立や対処のためのアドバイスを行っている。多くのグループでは，特にプログラムが決まっているのではなく，傾聴と受容を大切にし，参加者が悲嘆のプロセスに向き合うことを支援しているのである。

グループのなかで発せられる言葉は，孤立感のある人とその家族にとって重要である。Katz（1993）は，悩んでいる人に見られる最初の反応は，「なぜ私に起こったのか」だと指摘する。そして，「誰もこの問題をもっていない」「誰もこの問題の意味を理解してくれない」「誰も問題を克服する上で助けにならない」という思いとなって，社会から孤立してしまう。特に「問題」が社会的なスティグマを伴う場合は，さらに孤立感が強まってしまう。孤立した人の助けとなるのは，社会化とグループに溶け込むことであると述べている。

（4）社会に対して働きかける

遺族会には，遺族の喪失に焦点を当てるだけではなく，社会運動として活動しているところもある。

　全国交通事故遺族の会は，4大目標として「救済しよう，交通事故被害者とその家族」「実現しよう，加害者への厳正な法的制裁」「回復しよう，交通事故犠牲者の人権」「撲滅しよう，交通事故と自動車公害」と掲げているように，社会運動としての活動が含まれていることがわかる。制度改正のための署名運動等を行うなど，グループ内の活動だけにとどまらない。

　全国過労死を考える家族の会は，「過労死をゼロにし，健康で充実して働き続けることのできる社会へ」と掲げているように，遺族の喪失悲嘆に向き合うことと同時に労災の手続きや遺された子どもへの支援も行っている。さらに，過労死をなくすための社会的な働きかけ，それが法律改正にもつながっている。

　また，「SIDS家族の会」や「子どもを亡くした家族の会　小さないのち」のように，病気の解明や治療に貢献する取り組みを実施しているところもある。

　これらは一例であるが，こういったグループ活動がグループ内だけにとどまらず，社会変革につながっている。

4.　遺族会の運営について

（1）遺族会の種類

　がんや自死，事件，事故といった死因を特定している会，子どもや親，配偶者，きょうだい等亡くなった人の対象を限定している会，死別体験のある人であれば誰でも参加できる会等さまざまな遺族会が存在する。また，特定の事故や事件で被害にあった遺族だけが参加する遺族会もある。

　遺族会は，同じような課題をもつ人々が集うグループである。そのため，できるだけ死因や亡くした対象が限定されているほうが，共感は得

られやすい。そのため，死因や対象に限定して活動する遺族会も多い。

（2）セルフヘルプグループなのか，サポートグループなのか

　セルフヘルプグループもサポートグループも，開催の意義やプログラムは共通している点も多い。では，何が異なるのであろうか。

　セルフヘルプグループの代表者を含む運営者は，同じ仲間に出会いたい，同じ思いの人たちの助けになりたいという思いでグループを立ち上げている人が多い。Riessman（1995）の「ヘルパーセラピー原則」（援助する人も援助される）にあるように，活動そのものが代表者の新たなアイデンティティとなったり，生きる意味や価値につながったりすることもある。しかし，会の代表や運営者の役割は少なくない。会場の確保，会費徴収，会報発行，会の運営等を代表や運営者が担う必要があり，負担も大きい。そのため，代表や運営者がグループの活動を辞めてしまったり，後継者が育たないため存続が難しくなったりする場合もある。

　サポートグループは，専門職や機関・企業等が運営しているため，運営費用は活動母体が支出する場合も多く，安定した資金が調達できる。また，運営に関する事務作業を業務として分担してくれる人がいる等，運営面で安定している可能性がある。

　しかし，業務として担当している場合は，熱心に活動していた人の移動によって活動内容が変わってしまう可能性もある。代表や運営者のグループに対する強いモチベーションは，当事者が運営しているセルフヘルプグループのほうが持ち合わせている可能性はある。

5. わかちあいの方法について

　遺族会では，情報や感情，考え，抱えている課題などをグループのな

かで当事者同士が語り合うことによって起こる相互作用を大切にしている。ここでは，グループメンバー同士の相互作用を伴う語り合いを「わかちあい」と呼ぶことにする。

（1）ファシリテーターについて

　わかちあいの場では，グループ内の語り合いを促進するためにファシリテーターを置く。ファシリテーターの役割は，「促進者」であって司会者やリーダー的にグループをコントロールする立場の人ではない。ファシリテーターの役割を高松（2021）が整理する以下の6点にまとめる。

① 　ファシリテーターの役割は，時間どおり始めて時間どおり終われるように進行することである。
② 　グループ全体をよく見る。メンバー一人ひとりを観察し，緊張している人やこの場にいることがつらそうな人がいないか気を配る。
③ 　よく聴く。
④ 　話を整理する。ときには話が脱線したり，自分のこと以外の第三者の話題になってしまったりすることがある。そんな場合は，話を整理し，元に戻す。
⑤ 　話し合いを思い切ってストップする。ルールが逸脱された場合は，勇気をもって一旦ストップすることが必要な場合もある。
⑥ 　沈黙を怖がらない。話題が途切れても，みんなが何かを考えていたり，答えを探していたりする場合もあるため，沈黙を恐れず，様子を見守る。

（2）わかちあいのルール

　わかちあいは，安全で安心した場の設定が最も大切である。そのた

め，遺族会では，わかちあいのためのルールを作り，始める前に確認している。

① **守秘義務の厳守**

わかちあいで話し合われた個人情報については，ほかでは話さない。

② **語りたいことだけを語る**

たとえ当事者同士であったとしても，語りたくないこともある。そのため，その人が語らないことを細かく質問しない。

③ **話している人の話をしっかり傾聴する**

発言者の話が終わる前に，話し出してしまう人がいる。話をするときは，発言者の話が終わってからにする。

④ **批判したり，求められてもいないのにアドバイスをしない**

同じ当事者であっても，背景，課題，価値観等が異なるため，一方的に批判したりアドバイスをしない。「言いっぱなし，聞きっぱなし」が原則である。

⑤ **途中で中座してもよい**

人の話を聴いている間に，気分が悪くなってしまうこともある。その場合は，スタッフに声をかけて中座する。

（3）遺族会の開催形式

① 遺族会の開催形式については，対面での開催が通常である。会議室のようなところに人々が集い，喪失体験をわかちあう。テーブルを囲んで話をするところもあれば，椅子だけで円になって行うところもある。

② 参加して充分に話せたと思える最適な人数は，参加者5人くらいにファシリテーター1人スタッフ1人程度である。そのため参加人数によっては，グループ分けしてわかちあう場を設定する。しか

し，当日の参加者数やファシリテーター，スタッフの人数によって
は，グループの数や人数は左右される。ファシリテーター以外にス
タッフが1名入るのは，途中で気分が悪くなった人がいた場合の対
応や，もし途中でグループを分けたほうがよいと判断される事態が
発生した場合，ファシリテーターをできる人がグループにもう1人
入っていたほうがスムーズであるからだ。グループを分けたほうが
よいと判断される事態とは，グループのなかで悲しみくらべが起こ
ったり，孤立してしまうような人がいたりした場合が想定される。
その場合，ファシリテーターは，途中でグループを分けるといった
判断を迫られる場合もある。
③　遺族同士でわかちあうための時間は，1時間から2時間以内で設
定しているところが多い。しかし，グループによっては，途中休憩
をはさみつつ，より長い時間行っているところもある。
④　遺族同士でわかちあう以外に，お菓子を食べながらホッとする時
間を作ったり，簡単なワーク，リラックスができる呼吸法等を併用
したりしているところもある。

（4）オンラインでの遺族会の開催について

　遺族会は，通常対面で行われる。しかしコロナ禍では，オンラインで
の遺族会の開催が試みられた。遺族は通常でも孤立してしまう可能性が
高い。コロナ禍で自粛が求められるなか，オンラインでの遺族会開催は
遺族の孤立を防ぐための代替手段として活用された。
　遺族会のオンライン開催は，遠方の人も場所に関係なく参加できた
り，家庭の事情で外出が難しい人でも参加したりしやすい。コロナ禍で
は，感染状況に左右されず安定して開催でき，また遺族も感染のリスク
を心配することなく参加できるという点では，メリットが大きかった。

　しかし反面，オンラインになじまない高齢者の参加が難しかったり，安定した Wi-Fi 環境やパソコンの有無によって参加が制限されたりしてしまうデメリットもある。また，会話の終わりがわかりにくく，いつ発言してよいかタイミングがつかめない，画面に映っているところしか見えない，少しの表情の変化や息づかいがわからない，目線があわない，絞り出すような声と通信障害の区別がつきにくく聞き返すことによってハキハキと話すことを求めてしまう，通信障害によって何度も出たり入ったりすることで集中できなくなる等の難しさもオンラインにはある。

　さらに，オンラインのデメリットは，ボタンひとつでリアルな日常に戻ってしまうことである。わざわざ会場まで出向かなくても良いという最大のメリットはあるが，余韻が残らない。たとえば，終わったあと，参加者同士で駅まで一緒に帰る等はできない。さらに，日常に戻るまでの少しの時間が，参加したあとの感情の高ぶりを沈めてくれるのに役に立つこともある。遺族会と日常の間の糊代のような部分が見出せないことが，オンラインの難点であると考えている。

　日常からオンライン会議に慣れている人であれば，こういった問題はクリアできるかもしれない。あえてオンラインを好む人もいるかもしれない。これからの遺族会の開催形態として，オンラインでの開催形態をとる遺族会も出てくるのではないかと考えられる。

　海外では，新型コロナウイルスの死者が爆発的に増えたこともあり，専門職による新型コロナウイルス感染症で大切な人を亡くした人に対するサポートグループが直後から開催されていた。緊急時であっても，場所や時間に調整がつきやすく，すぐに対応できることもオンラインのメリットであろう。

6.　今後の遺族会のありかた

　SNS の発展により，遺族同士が関われる空間は，リアルな部分だけではなく，オンライン上でも可能となった。さらに LINE や X（エックス；旧 Twitter）等でのやり取りや，ブログ上で遺族の語りを確認することも可能である。しかし，それらが遺族会と呼べるかどうかである。遺族会は，セルフヘルプグループであろうとサポートグループであろうと，組織として活動しており，ルールのもとに安全に運営されている。対面，オンライン上にかかわらず，遺族同士がわかちあう際は，ファシリテーターが入り，安全を担保している。セルフヘルプグループやサポートグループがウェブサイトで運営する形で X 等でのやり取りがなされていたとしたら，それはセルフヘルプグループやサポートグループの事業の一環であるが，自然発生的にできた LINE や X での遺族同士の語り合いは，遺族会とは言い難い。

　しかし，SNS 上で当事者のなかで自然発生的にできたグループが，遺族の喪失に向き合うための力になってくれるものであることは間違いない。遺族が自分に合ったサポート資源を選ぶことができる環境があることが一番望ましいと考える。

 学習のヒント

1．遺族会について，インターネット等で検索してみよう。
2．身近な場所で開催している遺族会を検索してみよう。
3．複数の遺族会のホームページを検索し，どのような違いがあるのか，確認してみよう。

引用文献

石川到覚・久保紘章『セルフヘルプ・グループの理論と展開―わが国の実践をふまえて』中央法規，1998

Katz, A.H. *Self-Help in America : A Social Movement Perspective.* Twayne Pub, 1993（久保紘章『セルフヘルプ・グループ』岩崎学術出版社，1997）

Kinderknecht, C.H. & Hodges, L. Facilitating productive bereavement of the widows : An overview of the efficacy of widow's support groups. *Journal of Women & Aging*（24）: 39-54, 1990

Lieberman, M. : Bereavement self—help group : A review of Conceptual and methodological issues. Stroebe Margaret., Stroebe Wolfgang. & Hansson Robert.（Eds.）*Handbook of bereavement.* 411-426, CAMBRIDGE UNIVERSITY PRESS, 1993

岡知史「セルフヘルプ・グループの概念をめぐって」『社会福祉学』31-1（42）: 103-127，1990

Riessman, F. The "Helper" therapy principle. Social Work. 1（02）: 27-32, 1995

Riessman, F. Restructuring help : A human services paradigm for the 1990s. *American Journal of Community Psychology.* 18（2）: 221-230, 1990

Silverman, Phyllis R. On widowhood mutual help and the elderly widow. *Journal of Geriatric Psychiatry.* 8 : 9-27, 1975

高松里『セルフヘルプ・グループとサポート・グループ実施ガイド―始め方・続け方・終わり方』金剛出版，2021

若林一美『自死遺族として生きる　悲しみの日々の証言』青弓社，2021

若林一美「セルフヘルプ・グループの果たす今日的意味について―「ちいさな風の会」（子どもを亡くした親の会）の実践を中心に」『日本保健医療行動科学学会年報』15 : 86-94，2000

全国過労死を考える家族の会
　https://karoshi-kazoku.net/category/notification（2022年10月 1 日閲覧）

全国交通事故遺族の会
　http://www.kik-izoku.com/（2022年12月 1 日閲覧）

14 | コミュニティに根ざした グリーフサポート

山崎浩司

《目標＆ポイント》 現代日本におけるコミュニティの捉え方を確認した上で，コミュニティに根ざしたグリーフサポートを3形態に分類し，それぞれについて具体例を示しながら解説する。また，グリーフサポートをコミュニティ単位の健康増進的取り組みに位置づけるコンパッション都市構想について，現代日本社会でその構想を実現する上での課題も含めて考察する。
《キーワード》 コミュニティ，官民連携，コンパッション都市，健康増進，健康都市

1. コミュニティの捉え方

　第1章で確認したとおり，現状の日本社会では，死別体験者が必要なサポートを十分に得られず，日常生活を送る地域社会の中で孤立してしまう可能性がある。死別体験者のサポートについては，セルフサポートやセルフヘルプグループによるサポートなどのインフォーマルサポートと，医療福祉専門職によるフォーマルサポートを有機的に連携するような枠組みが必要であり，その枠組みの一つとしてコミュニティが考えられる。

　「コミュニティ」という用語は，日本では「共同体」という訳語があてられたり，「地域社会」と同義で使われたりしてきた。つまりそれは，一定の地理的範囲内で生活を営む人々の集まりと考えられてきた。長年農村や都市を単位にコミュニティを研究してきた社会学でも，それ

は同様に定義され，①同じ空間にいるという地域性，②同じ目的や利害があるという共同性，③他とわれわれは違うという地域社会感情を要件とする，と説明される（宇都宮，2009）。

しかし，現在は，伝統的な村落共同体のように地域・目的・感情の共有を成員に強いる集合体といったニュアンスが，「コミュニティ」という言葉から薄れてきている。「無縁社会」（橘木，2010）における「孤独死」や，東日本大震災で地域が崩壊したことによる社会的孤立などが顕在化した今日，「コミュニティ」は抑圧的な共同性や排他性を有するといったネガティブな意味合いを弱め，個を保ちつつ自由意思に基づいて人々がつながる協同性を基盤とし，社会的孤立を解消したいといった理想ないし問題状況の共有をはかる親密な集合体として，ポジティブに捉えられるようになってきている（伊豫谷・齋藤・吉原，2013）。

本稿でも，「コミュニティ」はこうしたポジティブな可能性をもった集合体であると規定し，死別体験者が直面しうる社会的孤立の解消を目指すコミュニティデザインを考察する。コミュニティデザインとは，「ひとりひとりがキゲンよく安心して日々をすごせるように（目的），人と人とのつながりを育み（参加），固い空間を柔らかい場所に変え（空間），時をかけて人間と環境が共に育み合う（マネジメント）総合的プロセス全体」をいう（延藤，2013，Ⅳ頁）。

死別体験者のサポートにおけるコミュニティデザインの目的は，大切な人と死別するといった人生の大きな困難に直面しても，安心して愛着をもって暮らし続けられるような地域コミュニティを（再）構築することである。安心して暮らせるということは，グリーフに直面しても，それが地域コミュニティの人々に忌避されることなく，必要なサポートを周囲の人間または行政や医療さらには民間団体・組織などから必要に応じて得られ，不安や苦しみが少ないということである。

2.　コミュニティに根ざしたグリーフサポートの形態

　日本でのコミュニティに根ざしたグリーフサポートの形態は，(1)民主体型，(2)官主体型，(3)官民連携型の３つに大別できる。現状では民主体型が圧倒的に多く，官主体型と官民連携型はまだ数少ない。

（1）民主体型

　コミュニティに根ざした民主体型のグリーフサポートは，遺族などの当事者や当事者を支援したい一般市民が中心になり，主に自助グループやサポートグループ（第13章）の活動として展開される。活動母体は任意団体であったり，NPO 活動法人など何らかの法人格を有する団体であったり多様である。

　こうした市民団体によるグリーフサポート以外に，地域の民間企業によって提供されるものもある。たとえば，地域の葬儀社がグリーフサポートを主体的に提供していることがあるが，それは主に当該企業の社会貢献活動や顧客サービスの一つとして位置づけられていることが多い（坂口，2022）。

　いずれにせよ，民主体型のグリーフサポートを提供するすべての団体・組織が特定の地域コミュニティに根ざすこと，つまりサポート活動の範囲を特定地域に限定しているかといえば，そうでないものもある。また，たとえ特定地域に居住する人々のサポートを意図していても，地域外の住人がサポートを求めてくることが往々にしてあることから，実際の活動範囲は拠点とする地域コミュニティを超えて広がっていることも少なくない。

　本稿では，コミュニティに根ざした民主体型のグリーフサポートの事例として，筆者自身がメンバーとして参加している，長野県松本市の市

民団体ケア集団ハートビート（以下ハートビート）の取り組みを紹介する。ハートビートは，松本市を含む中信地方を死別体験者にとって支援的・互助的なコミュニティにすべく，①活動の核となる持続可能な集団の形成，②地域に根ざした情報的サポートの提供，③死別のノーマライゼーション，などに取り組んできている。

　ハートビートは，尼僧であり看護師でもある代表の飯島惠道氏が，地域での「生老病死のトータルケア」の実現を目指して2006年に単独で立ち上げた市民団体である。設立当初は団体といっても，飯島氏が単独でホスピスケアやスピリチュアルケアに関する連続講座を企画・運営していたため，活動が思うように持続しなかった。しかし，2012年ごろから再び取り組みを活発化させ，死別悲嘆のケアに関する講演会などを開催し，有志市民が少しずつ関わるようになっていった。

　2013年からは，毎月第3火曜日に月例会を飯島氏の寺院で定期開催する体制が整えられ，さらにその翌年から，偶数月の第1火曜日に読書会を同寺で定期開催するようにもなった。これまで活動に関わる有志市民の数はときとともに増減し，集まる場も寺院以外に大学も加わり変化がみられるが，やはり例会化により地域の人々が定期的に集まれる場所と機会が確保され，結果的に活動の核となる持続可能な集団が形成されていったことが，長期にわたるコミュニティ構築の文脈では重要である。

　例会化の契機となったのが，『大切な人を亡くしたとき〜長野県・中信地方版〜』（ケア集団ハートビート，2014）（以下，『大切な人を亡くしたとき』）という小冊子の作成である（図14-1）。『大切な人を亡くしたとき』は，スコットランド国民保健サービスが，自国の死別体験者を支援するために作った小冊子 When Someone has Died : information for you（NHS Scotland，2011）をモデルにしている。ハートビートのメンバーは，最初にこの元の小冊子の翻訳・読解やスコットランドの死別体

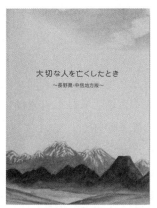

図14-1　大切な人を亡くしたとき

験者支援の全体像に関する学習を進め，それを踏まえて日本および長野県中信地方の社会的・文化的状況に適した小冊子を作るべく分担して関連事項にまつわる調査を行い，その知見を例会化した集まりに持ち寄って発表し合い，議論をしつつ，2年近くの歳月をかけて内容を詰めていった。『大切な人を亡くしたとき』の最終的な内容構成は，①グリーフ，②病理解剖・献体・臓器移植，③葬儀，④死亡届などの手続き，⑤質問や相談したいときの連絡先（主に長野県中信地方のもの），となった。

　こうした小冊子は，死別体験者に対する代表的な情報的サポートの一つであり，今日では居住地にかかわらずインターネット上で閲覧・入手できるものも存在する。ただし，コミュニティ構築の文脈で重要なのは，死別体験者が居住する地域の実情に即しており，その地域においてアクセスおよび活用が可能な情報が含まれていることである。たとえば『大切な人を亡くしたとき』では，長野県で一般的な骨葬（通夜→火葬→葬儀）を踏まえて葬儀の説明がされていたり，主に中信地方で活動す

る死別にまつわる自助グループやサポートグループの連絡先が掲載されていたりする。また，地域に根ざした情報的サポートという文脈では，小冊子のデザインにも工夫が必要である。『大切な人を亡くしたとき』には，それを手に取ったとき地元信州の人間が地域コミュニティへの愛着や癒しを少しでも感じられるように，日常的に目にする北アルプスや県花など地域で自生する花々が描かれている。

　地域に根ざした情報的サポートの提供と並行して行われてきたのが，地域における「死別のノーマライゼーション」の取り組みである。嫌でも多くの人間がいつかは大切な人と死別するという事実を踏まえれば，死別という体験自体は特別なものではない。にもかかわらず，死別体験を人生におけるノーマルな出来事の一つであると感じられない状況が，現代社会にはある。この状況を変えていくには，死別について考えたいとき，誰かと語り合いたいときに，気兼ねなく，オープンに，安心して考え語り合える機会や場が普通に存在するといったコミュニティを構築する必要がある。そうすることで，住民は死別という困難な体験に直面しても，自分の暮らす地域では，死別は人生の一部であると皆あたりまえに考えているから，悲しみを抑圧して独りで苦しまなくてもよいと思える可能性が高まる。

　これまでハートビートでは，地域の死別体験者同士が安心して悲しみや苦しみを吐露できるわかちあいの会（第13章）や，地域の誰もが参加できる死別や看取りについて考え語り合う連続講座・講演会・ワールドカフェなどを，地域の寺院や大学あるいは葬祭会館で開催してきている。なお，ワールドカフェとは，カフェのようなリラックスした雰囲気のなかで，特定のトピックについて4〜5人のグループに分かれて一定時間話し合い，その後メンバーの組み合わせを変えながらそれを続けていくことで，最終的にあたかも参加者全員が対話しアイディアを出し合

ったような効果が得られる，ディスカッションないしわかちあいの方法である（ブラウン・アイザックス・ワールドカフェコミュニティ，2007）。

　また，死別に限らず死全般のノーマライゼーションを促進する上で実施できるものに，デスカフェ（第10章）がある。デスカフェとは，スイスの社会学者ベルナール・クレッタが，最愛の妻と死別したのをきっかけに地元のカフェで始めた集会で，参加者は好きな飲食物をとりながら，結論や行動を導き出すことを目的とせず，プライバシーが保たれた場で，互いを尊重しつつ，死に関するあらゆることについて気軽に語り合う。日本でも各地で開催されているが，自分が生活するコミュニティでデスカフェが開かれていなくても，上記の基本的な約束事を守ること以外に難しいことはないので，気軽に始められる。

　デスカフェを開こうとするとき，その趣旨に賛同してくれる地域の協力者とパートナーシップを築けることがある。ハートビートは，「デスカフェ信州」と銘打って，地域のある葬儀社と2023年末までに2回デスカフェを共催した。初回はその葬儀社が，自社の葬祭ホールを無償で会場として提供してくれた（図14-2）。また，初回だけでなくオンライン開催となった2回目も，地域の複数の大学生たちが積極的にデスカフェの開催準備・運営・参加者アンケートの実施と結果集計を行ってくれた。

（2）官主体型

　コミュニティに根ざした官主体型のグリーフサポートは，地方自治体による保健活動の一環として主に精神保健を枠組みに展開されている。同じ枠組みで，自死遺族支援は関連法および大綱の改正もあってすべての地方自治体が充実を図っているが，死別を自死に限定しない遺族支援

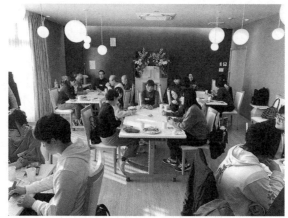

図14-2　第１回デスカフェ信州
（2019年12月１日開催）
〔提供：松本経済新聞〕

ないしグリーフサポートはいまだ多くない。先駆的な事例としては，豊中市保健所におけるグリーフケア事業が挙げられる（中尾ら，2017；田中，2017；坂口ら，2017・2019・2020）。

（3）官民連携型

　いまのところ官民連携型のグリーフサポートは，コミュニティでグリーフサポートの取り組みを市民活動的に民主体で行っていたサポート団体が，地方自治体の補助金事業に応募して選定されることで開始されるパターンが見られる。補助金事業は，サポート団体の活動の一部を資金的に支援するものであり，委託事業のように自治体側が主体としてお金も指示も出す連携とは異なる。また，補助金事業の枠組みはグリーフサポートに特化したものよりも，NPO活動支援の一つとしてグリーフサポート団体の取り組みの一部が選定されるケースのほうが多い。しか

し，以下に紹介する世田谷区と民間のサポート団体の連携は，「世田谷区グリーフサポート事業」という名が示すとおり，グリーフサポートに特化した補助金事業で実現したものである。

　世田谷区は，2014年7月に，有識者，活動団体代表者，死別体験当事者や行政職員で構成された世田谷区グリーフケア検討会を設置し，「区民が適切な相談・支援を受けられるようにすること，およびグリーフに対する理解を広めることを目的に，グリーフケアを実施する民間活動団体による支援モデル事業」の実施を決定した（世田谷区グリーフケア検討会，2015：3-4）。モデル事業実施団体は，世田谷区グリーフケアモデル事業実施事業者選定委員会の管理下で公募により選定が行われ，一般社団法人グリーフサポートせたがや（以下，グリサポせたがや）が選定された。

　こうして，2014年12月から，区民向けの相談事業，啓発パンフレットの作成，啓発セミナーの開催，連携のためのネットワークづくりなどを柱とした，世田谷区グリーフケアモデル事業（以下，モデル事業）が始まった。本事業は2016年3月まで実施され，最終的に，グリーフケアの視点に基づく取り組みの先駆性，区のグリーフケアの取り組み不足を補えたこと，「区が直接実施するのではなく，地域活動団体の自主性を活かしながら，（中略）その活動を支援する形でモデル事業を設定したこと」（世田谷区グリーフケア検討会，2015：5）などが評価されている。

　モデル事業で一定の評価を得たことを踏まえ，世田谷区は2016年度から，区の正式な補助事業として世田谷区グリーフサポート事業（以下，グリーフサポート事業）の開始を決定した。事業の柱は，グリーフに関する①相談事業（対面相談，電話相談），②啓発事業（連続講座），③ネットワークづくりであり，モデル事業の内容を基本的に踏襲している（世田谷区，2020）。グリサポせたがやは，2016年4月に，モデル事業に

引き続きグリーフサポート事業でも実施事業者に選定され，世田谷区と連携して事業を展開してきた（2023年9月時点は連携継続中）。

　今後のグリーフサポート事業のあり方を検討する上で定期的な事業評価が肝要だが，日本では，世田谷区のように地方公共団体が公式な事業としてグリーフサポートに取り組む例は現状少なく，必然的に事業のあり方を検討する上で参照できる評価研究の蓄積も少ない（山崎，2020）。前述の豊中市保健所におけるグリーフケア事業に関する一連の報告が存在する（中尾ら，2017；田中ら，2017；坂口ら，2017・2019・2020）が，本事業は豊中市保健所による官主体型グリーフケア事業であり，世田谷区とグリサポせたがやが補助事業の枠組で事業主－実施事業者関係を結ぶ，官民連携型グリーフサポート事業とは性質が異なる。

3. コンパッション都市構想

（1）コンパッション都市と健康都市

　コミュニティ構築を枠組みに死別体験者の社会的孤立の解消を試みる上で，「コンパッション都市」という考え方が有用である。この「コンパッション都市」は，ハートビートでも活動の理論的支柱の一つになっている。「コンパッション都市」とは，オーストラリアの社会学者アラン・ケレハーが唱道する "Compassionate Cities"（Kellehear, 2005）の和訳だが，"compassion" は語源的には「共苦」といった意味合いが強いことと，"cities" は厳密に「都市」を指している訳ではなく「コミュニティ」と置き換え可能であるため，「苦しみを共にするコミュニティ」とも訳せる。現にケレハーは，同じコミュニティに住む人々の苦しみを我がこととすることは，コミュニティの成員全員が健康に生きるために欠かせない倫理であると考えていて，この意味での「コンパッション都市」の開発（コミュニティ構築）の必要性を主張している。

　地域住民が地域で健康に生きてゆくのを支援する環境づくりは，日本でもすでに国や地方自治体による健康増進^ヘルスプロモーション活動の推進によって，少なからず進められている。世界的にも「健康都市 Healthy Cities」運動と呼ばれる動きがあり，その加盟都市では，都市の物理的・社会的環境を改善することで地域住民同士の交流と相互扶助を促し，彼らが心身ともに健康に生活してゆくことを実現すべく，都市のもつあらゆる資源を活用し，発展させてゆくようなまちづくりが目指されている。そしてそれが実現すると，住民に対して医療サービスへの容易なアクセスが提供されるばかりでなく，彼らが活発に交流しながら多様な経験を積める機会が数多く提供され，さらに住民の地域行政への参画が活発化して，互助的でまとまりのある平等主義的なコミュニティになるという。

　であるならば，死別体験に共感的で互助的なコミュニティの構築も，健康増進を基盤とする「健康都市」の理論と実践だけで十分に思われるが，「健康都市」では多くの人が体験する死別は視野に入っておらず，人々が愛する人との死別を健康体のままで存分に悲しめる環境の整備については考えられていない。遺族など死別体験者の健康を十分に保持・増進できずに，総合的な「健康都市」の実現など不可能である。だからこそ，「健康都市」だけでは不十分であり，同じく健康増進的なアプローチをベースにした「コンパッション都市」という考え方が必要になる。

（2）現代日本におけるコンパッション都市化の課題

　ケレハーのいう「コンパッション」は，個々人のレベルで完結する単なる気持ちではなく，苦しんでいる同じコミュニティの住民に対して，その人が健康を取り戻せるよう支援的な行動を起こす原動力および指針としての倫理に位置づけられている。しかし，現代日本の特に都市の状

224

況を考えると，少なからぬ人々が，「同じコミュニティの住民」をほとんどあるいはあまり知らないだろうし，ともに同じコミュニティを支えているという意識も稀薄であるのが現状だろう。公共政策・科学哲学が専門の広井良典がいうように――

　戦後の日本社会において，農村から都市に移った人々は，カイシャと核家族という"都市の中の農村（ムラ社会）"を作っていった。そこではカイシャや家族といったものが"閉じた集団"になり，それを超えたつながりはきわめて希薄になっていった。そしてさらに，そうしたムラ社会の「単位」が個人にまでいわば"縮小"し，人と人との間の孤立度が極限まで高まっているのが現在の日本社会ではないだろうか。（広井・小林，2010，82頁）

　ただし，上記の意味で孤立している都市住民であっても，「人が健康を取り戻せるよう支援的な行動を起こす原動力および指針としての倫理」をもち，実際に行動を起こせる人々が多数いることは，東日本大震災における被災地支援のボランティアを見ても明白である。問題はむしろ自分と「同じコミュニティの住民」に対してという点と，その居住コミュニティにおいて日常的に必要に応じて支援を展開できるかという点である。もちろん非都市部のコミュニティに目を向けると，これらの点ができるかどうかは問題ではなく，義務として実践されている部分もある。たとえば，町内会がしっかりと機能している地域では，ある家で人が亡くなると，同じ町内会の成員がほぼ葬儀一切を取り仕切ってくれることもある。

　コンパッション都市理論をもとにコミュニティ構築を構想し，自分の住む地域を実際にコンパッション都市化するには，死別を視野に収めた

　健康増進的アプローチとコンパッションの倫理を基盤に，コミュニティの性質の把握，扱うコミュニティの大きさ（単位）の決定，コミュニティ開発に使えそうな既存の地域資源の把握，巻き込める一般市民やボランティア，専門家（保健・医療・福祉従事者，法律家，警察・消防，学校・学術関係者など），民間組織（企業や NPO など），公的機関（地方自治体や政府機関など）の選定と実際の働きかけおよび巻き込みなどを，戦略的に実施してゆく必要がある。

　ケレハーは，どのように地域の物理的・人的資源を動員し，コンパッション都市的なコミュニティ開発ができるのかについて，多数の具体例を提示している（ケレハー，2022）。それらはいずれも西洋社会での経験や実績をもとにしたものだが，日本社会においても実現可能と思われるものも少なからずある。こうしたことからもコンパッション都市という概念は，グリーフに直面する人々が，必要なときに必要なグリーフサポートを充分に獲得しつつ，健康的に暮らしてゆけるコミュニティの実現に向けて，やはり重要な役割を果たすと思われる。

1. 居住地または近隣の都道府県や市区町村では，どのようなグリーフサポートの資源が存在するのか調べてみよう。
2. 民主体型，官主体型，官民連携型のグリーフサポートそれぞれの利点と難点について，考えてみよう。
3. 自分が所属するコミュニティでグリーフサポートを充実させるには，どのようにコミュニティ構築を展開していけば良いのか，地域包括ケアシステムの構築（第2章）も視野に入れて検討してみよう。

引用文献

アニータ　ブラウン・デイビッド　アイザックス・ワールドカフェコミュニティ（香取一昭・川口大輔訳）『ワールド・カフェ―カフェ的会話が未来を創る』（ヒューマンバリュー　2007）

伊豫谷登士翁・齋藤純一・吉原直樹『コミュニティを再考する』（平凡社　2013）

宇都宮恵子編『よくわかる社会学』（ミネルヴァ書房　2009）

延藤安弘『まち再生の述語集』（岩波書店　2013）

ケア集団ハートビート作成・山崎浩司監修『大切な人を亡くしたとき～長野県・中信地方版～』（一兎舎　2014）https://www.hbshinshu.jp/leaflet

ケリヒア，アラン（中村圭志訳）「死を迎える者と遺される者のケア―公衆衛生学からのアプローチ」高橋都・一ノ瀬正樹編『死生学［5］―医と法をめぐる生死の境界』，117-142頁（東京大学出版会　2008）

ケレヘア，アラン（2022）『コンパッション都市―公衆衛生と終末期ケアの融合』Kellehear, A. Compassionate Cities. Routledge, 2005.

坂口幸弘・原見美帆・田中淳子他（2017）．豊中市保健所におけるグリーフケア事業：リーフレットの作成と活用状況　日本公衆衛生学会総会抄録集，76，562.

坂口幸弘・中島麻衣子・中尾こずえ他（2019）．多様なグリーフケアの展開：豊中市保健所でのグリーフケアの取り組み　死の臨床，42(2)，300.

坂口幸弘・中島麻衣子・中尾こずえ他（2020）．多様なグリーフケアの展開：豊中市保健所でのグリーフケアの取り組み　死の臨床，43(1)，87-88.

世田谷区（2020）．世田谷区グリーフサポート事業　https://www.city.setagaya.lg.jp/mokuji/fukushi/003/011/d00145872.html（2020年8月1日閲覧）.

世田谷区グリーフケア検討会（2015）．世田谷区グリーフケア検討会報告書.

田中淳子・中尾こずえ・中島麻衣子他（2017）．豊中市保健所におけるグリーフケア事業：わかちあいの会の参加状況と効果　日本公衆衛生学会総会抄録集，76，562.

中尾こずえ・田中淳子・中島麻衣子他（2017）．豊中市保健所におけるグリーフケア事業：活動の経緯と内容　日本公衆衛生学会総会抄録集，76，562.

山崎浩司「官民連携型グリーフサポート事業の質的評価―民側の視点に注目した予備的研究」『グリーフ＆ビリーブメント研究』創刊号，51-59頁，2020

15 ペットロスとグリーフサポート

山崎浩司

《目標＆ポイント》 ペットとの死別や離別の経験は，ペットロスと呼ばれる。ペットロスは大切な人を喪う経験と共通する部分が多いが，ペットロス特有の経験もあるため，グリーフのあり方が異なり，それに伴いグリーフサポートのあり方も異なってくる。本章では家庭内飼育動物との死別によるペットロスに照準し，その特性とそれを踏まえたさまざまなグリーフサポートを確認する。
《キーワード》 ペットロス，伴侶動物，公認されない悲嘆，安楽死

1. ペットロスの背景と定義

　一般社団法人ペットフード協会が毎年実施している全国犬猫飼育実態調査によると，2021年時点の犬・猫の推計飼育頭数は約1,606万頭（犬：約711万頭，猫：約895万頭）であり，15歳未満の子どもの数よりも多い（アニコム，2022）。飼育頭数はやや減少傾向にあるが，新型コロナウイルス感染症の影響による巣ごもり需要の増加でペットを飼う人が増加し，ペットとの生活に癒しを求めたり，ペットとのコミュニケーションを家庭内で深めたりしている様相がうかがえる。

　以前は番犬やネズミ捕りといった実用性を求めていたペットに，人々が癒しや絆を求める傾向は，1980年代より見られるようになった（二階堂ら，2019）。ペットはいまや多くの人にとって「使役動物」でも単なる「愛玩動物」でもなく，人間の家族同然の「伴侶動物（companion animals)」とみなされている。たとえば，犬は室内飼育が主流になり，飼い主は時間とお金をかけて大切に世話をし，日々家庭内で犬と親密な関係を築いている。それはまさに生活・人生を共にする伴侶であり，家族の一員としてかけがえのない存在とみなされている。

　そうした伴侶動物としてのペットの死は「ペットロス（pet loss）」と呼ばれ，家族などの大切な人との死別と同じく，飼い主に大きな衝撃を与え，深いグリーフをもたらす。ペットロスが社会で注目され始めたのは，英国では早く1970年代後半からだが，日本では1990年代からである（木村，2017；二階堂ら，2021）。その背景には，1980年代から始まった「ペットの家族化・ペット飼育の一般化」（二階堂ら，2015）に伴い，ペットとの死別を体験する飼い主の数が増えたことがある。

　ただし，増えたのはペットとの死別の体験だけでなく，逸走などによる行方不明，ペット不可の住居へ転居せざるを得なくなったことによる他者への譲渡，あるいは被災に伴う避難による離別といった体験もそうであろう。ペットロスはこれら多様な喪失体験も包含する概念であり，「家庭内飼育動物の喪失体験」（木村，2009）全般を意味するが，本章では主にペットとの死別にまつわる喪失体験に限定する。

2. ペットロスによるグリーフ

　ペットロスは，大切な人との死別と同じく，多くの人につらい経験と認知される。また，ペットロスにより生じるグリーフも，基本的に人との死別に伴うグリーフと同様に理解できる部分が多い。「ペットロス症候群」なる名称も存在するが，対人喪失によるグリーフと同じく，ペットロスに伴うグリーフの多くは治療的介入を要さない通常悲嘆（第1章）である。

　しかし，これも対人喪失の場合と同様に，ペットロスでも精神医学的

治療が必要になるほど重度の悲嘆が遷延することもある。ある調査では，ペットロス後，2か月および4か月の時点で，約半数の遺族がうつ病と診断されうる状態にあったと報告されている（木村ら，2016；木村，2017）。

　さらに，対人喪失体験によるグリーフでは，外傷後成長が生じることがあることが知られているが，ペットロス後にも同様の現象が見られることがわかっている（Packman et al., 2017）。坂口らが実施した大学生対象の質問紙調査では，約66％の者が「ペットを亡くした体験は私を成長させてくれたと思った」と回答している（坂口ら，2018）。

　以上のように，対人喪失によるグリーフとの共通点が多くある一方で，ペットロスによるグリーフに特異な点も存在する。それらは，①「たかがペットの死」や「また飼えばいい」という公認されない悲嘆，②終末期動物医療における安楽死の選択にまつわる悲嘆，③死を予期しにくいことにより重篤化しかねない悲嘆，④子どもや若者にとって初めての死別体験として生じる衝撃的な悲嘆，の4つである。

（1）公認されない悲嘆：「たかがペットの死」

　ペットロスに直面している人は，周囲の者から投げかけられる「たかがペットの死」ではないかとの言葉に，しばしば傷つけられる（木村，2009）。ただでさえ最愛のペットを喪って深く悲しんでいる当事者は，たかが動物であるペットの喪失体験が，対人喪失体験と同等の衝撃や悲しみをもたらすはずはないという周囲の反応から，二重に苦しめられる。そして，この周囲の反応により，ときにはペットロスの渦中にある当人自らが，人間の死ならまだしも動物の死でこれほど苦しむ自分は異常なのではないか，と戸惑ってしまうこともある。

　また，周囲の者が励ますつもりで言った「代わりのペットを飼えばい

い」という言葉で，ペットロスの当事者が傷つけられることもある（木村，2009）。当人はかけがえのない（代替不能な）存在を喪ったと感じていても，周囲の者は人間ではなくペットなのだから替えが効く（代替可能である）と考えており，認識が大きく食い違う。この認識のギャップも，ペットロスによるグリーフに直面する者をさらに苦しめることになる。

　以上のように，喪失体験者が社会から悲しむ権利を認めてもらえない状況では，公認されない悲嘆（第1章）が生じる。「たかがペットの死」という反応は，その人が最愛の対象を喪失した事実それ自体を認めていない姿勢の表れであり，したがってグリーフも生じていないか，生じていても対人喪失によるグリーフと比べて遥かに軽微なものと認識される。しかし，喪失対象が人であれ動物であれ，グリーフの軽重を左右するのは対象との親密さであって対象の違いではないことが，研究により明らかにされている（Eckerd et al., 2016）。

（2）安楽死の選択にまつわる悲嘆

　獣医療では，現在日本で人間に対しては認められていない薬物投与による安楽死が，終末期にある伴侶動物の制御できない苦痛を取り除くための選択肢の一つになっている（木村，2009；鷲巣，2005）。ただ，欧米では生活の質が保てなくなった伴侶動物に対して積極的に安楽死が選択されるのに対し，日本の飼い主は安楽死に消極的で比較的抵抗が大きいといわれる。ペットロスを体験した大学生の調査でも，回答者の約28％が安楽死を選択していたのに対し，約67％が選択していなかった（坂口ら，2018）。こうした傾向の背景として，天寿をまっとうするという日本人の死生観の影響を示唆する者もいるが，いずれにせよ，どのような場合に安楽死が選択肢になるのかの明確な基準は，いまのところ存

在しない。

安楽死を選択した飼い主は，苦しむ伴侶動物に速やかで苦痛のない死を与えたことは，最良の選択であったと納得でき，罪責感を抱いても一時的なことが多いとの報告がある（Stewart, 1983）。一方で，なかには自分があたかも殺人者であるかのように感じ，強い罪責感を抱く飼い主もいるという（Adams et al., 2000）。また，安楽死を選択しなかったことで，最愛の伴侶動物の苦しみを長引かせたのではないかとの後悔に苛まれるケースもある。つまり，飼い主は安楽死を選択してもしなくても大きな戸惑いに直面する可能性がある。

（3）予期しにくい死による悲嘆

約200名の大学生を対象に実施したペットロスに関するある調査では，伴侶動物との死別を約４割が「予期できた」と答えたのに対し，約６割が「突然だった」と回答している（坂口ら，2018）。一つの調査結果のみでは，それが実情を代表しているかの確認はできないが，動物は痛みなどの不調を隠す傾向があるため，飼い主は伴侶動物の病気が進行しているのに気づかず，気づいた時には末期状態であったり，最後まで気づかず突然死んでしまったりと，恐らくペットロスを予期しにくいケースは少なくない。こうした予期せぬペットロスに直面した場合，対人喪失の場合と同じくグリーフは重篤化する（Archer & Winchester, 1994）。

（4）初めての死別体験による悲嘆

子どもにとって，飼育していた伴侶動物の死は，人生初の死別体験であることが多い。それは大きな喪失体験としてしばしば衝撃を伴い，強いグリーフを生じさせる。つまり，ペットロスは児童期・青年期の男女における身近な喪失体験の一つである（坂口，2018）。増田が約200名の

女子大学生を対象に行ったペットロスに関する質問紙調査では，大切な人との死別よりもペットとの死別のほうが，対象者の死への意識を駆り立てていることが示唆された（増田，2011）。また，木村らが20～60代のペットロス体験者を対象に行った調査では，若い遺族ほど悲嘆が強い傾向が示されている（木村ら，2016）。

　坂口らの調査では，喪って最も衝撃が大きかったペットの種類を大学生に尋ねたところ，犬や猫（約37%）以外に，ハムスターやうさぎといった小動物（約28%）や魚（約12%）と答えた者もいた（坂口ら，2018）。伴侶動物の典型である犬猫の死が大きな衝撃をもたらすのはイメージしやすいが，小動物や魚を家族同然に大切な存在とみなし，死別に際して衝撃を受けるのはイメージしにくいかもしれない。しかし，こうした認識のずれこそ当事者に公認されない悲嘆を強いるものであるため，ペットの種類に関係なくペットロスは大きな喪失体験になり得ることを理解する必要がある。

3.　ペットロスのグリーフサポート

（1）獣医療者によるサポート

　獣医療者は，ペットとの死別が起きる前から飼い主と関われることが多いため，飼い主の予期悲嘆を含むグリーフに早くから対応できる。ペットロス体験者の精神的健康に関する調査では，ペットの死に対する心構えをする時間が十分にあったと感じた飼い主では，死別を具体的に意識したのが5日前だったのに対し，時間が十分になかったと感じた飼い主では，死別を明確に意識したのは1日前だったと報告されている（木村ら，2016）。木村はこの調査の結果を踏まえ，飼い主に十分な心構えの時間をつくることと，その間に死別後生じうるグリーフについて飼い主に説明し，医学（治療）的な介入を要するケースも少なくないこと

を伝えることが，獣医療者にできるサポートの一つであると述べている（木村，2017）。

　また，愛犬を喪った高齢者の死別後の適応に関するインタビュー調査によると，獣医療者がペットの看取りや火葬の手配を請け負ってくれた，あるいは，獣医学的観点から死因を推定し，飼い主の落ち度ではないと説明してくれたといったサポートが，飼い主の悲嘆の緩和につながっていた（二階堂ら，2015）。飼い主が複数のペットを飼育している場合，こうした死別直後のサポートだけでなく，遺されたペットのケアやサポートを継続するなかで，獣医療者は長期にわたり継続的にグリーフサポートを飼い主に提供することができる。

（2）家族・友人・職場などからのサポート

　ペットロスに伴うグリーフの緩和や受容には，家族，友人，職場の同僚など，周囲からの社会的サポートが大きく影響する。ペットロスを体験した高齢者では，子どもや会社の同僚が火葬の手配を請け負ってくれたり，友人や犬の散歩仲間から慰問を受けたりしたことが，悲嘆の受容を促進していた（二階堂ら，2015）。一方で，犬の散歩仲間とのコミュニケーションを避けたり，ほかの犬が目に入らないようにしたりした高齢者もいた（二階堂ら，2021）。散歩仲間の存在は犬の飼い主特有のことかもしれないが，いずれにせよ，ペットロスによるグリーフは，やはり対人喪失によるグリーフと同じく個別性があることと，グリーフのプロセスにおいてどの時点にいるかで違ってくることを示唆している。周囲からの社会的支援では，こうした特性を踏まえてサポートのあり方や時期に配慮する必要がある。

　獣医療者と異なり専門性を有さない周囲の者によるグリーフサポートの基本は，飼い主のペットロスの語りに傾聴することと，飼い主の健康

を気にかけていることを優しく伝えて，セルフケアを促すことである（アニマルリテラシー総研，2022）。なお，傾聴における注意点は，対人喪失におけるグリーフサポートと変わらない（第1章）。

　職場からのサポートとしては，同僚からの社会的支援以外に，忌引休暇の取得条件にペットとの死別を含めることが考えられる。あるいは，ペット休暇制度を新設し，社員が平日でも必要な時にペットを動物病院に連れて行ったり，ペットの看護や介護の時間にあてたりできるようにすることで，看取りに十分時間をかけられなかったと飼い主が後悔する事態を回避できる。これらペット忌引きやペット休暇の制度を整えている会社は，いまだ多くはないがすでに存在する。また，こうした制度の変更や新設が難しい場合，ペットロスに直面する社員に有給休暇の活用を促すことも，一つのグリーフサポートになるかもしれない。

（3）葬儀や埋葬の実施によるサポート

　最愛のペットの死に際し，葬儀を執り行い，火葬して納骨したり骨の一部を形見として保管したりすることは，有効なグリーフサポートになりうる。ペットロス体験者を対象にした調査では，回答者の大多数が葬儀や埋葬を実施しており，なかには人間さながらに戒名をつける飼い主もいたという（二階堂ら，2015；木村ら，2016；坂口ら，2018）。

　近年，いわゆるペット葬を提供する葬儀社や，ペットの埋葬ができる霊園，またはペット専用墓地であるペット霊園が増えており，ペットロスに直面した飼い主のニーズに応じられるサービスや施設の充実が図られつつある。

　遺体の火葬については，公共の火葬場で可能であったり，ペット霊園が火葬場を備えていたり，ペット葬のサービスに通常の火葬場利用以外に，移動火葬車による訪問火葬が選択肢にあったりもする。しかし，こ

うしたサービスや施設が存在しない地域では，ペットの遺体を所有地内に埋葬するか，居住自治体に収集してもらうなどするしかない。

　ペットの遺体の収集については，地方自治体で対応が異なるが，収集している所では，ごみ収集事業の枠組みで行われている点は共通している。これは法的に動物の遺体が一般廃棄物に該当するからであろうが，この事実自体がペットを喪った飼い主のグリーフを重篤化しかねず，かつ，収集事業者のグリーフも誘発しかねないため，サポートの観点から検討を重ねていく必要があると思われる。

（4）リーフレットによるサポート

　ペットロス体験者への支援と社会に対してペットロスに関する意識啓発を促進する手段として，ペットロスに関するリーフレットを作成・配布することは，有効なグリーフサポートとなる。ペットロスに関するリーフレットは，以前に比べると増えてきているが，対人喪失によるグリーフに関するリーフレットに比べると，いまだその数は少ない。一方，欧米など海外では相当数存在する。

　坂口らは，欧米のリーフレットを参考に，ペットロス体験者を主な読者に想定した上で，①ペットを喪った時の悲しみ，②ペットを喪った悲しみとの向き合い方，③子どもへのペットの死の伝え方，の３点を主要項目として設定し，A4紙三つ折り両面印刷のリーフレット（図15-1）を初版3,000部作成して配布した（坂口ら，2018）。リーフレットの有効な配布先および活用方法としては，動物病院，保健所，ペット霊園などに設置して持ち帰ってもらったり，ペットロスの自助グループやサポートグループが入手し，当事者が経験をわかちあう会をグループが開催する際に活用してもらったりすることが挙げられる（坂口ら，2018）。

　こうしたリーフレットをペットロス体験者が手にすることで，自分の

~ペットの存在~

近年、ペットの動物たちは「家族の一員」と呼ばれるほどに、私たちとの関係が親密なものになってきました。

長年一緒にすごしているペットは私たちにとって子どもやきょうだいであり、また親友やパートナーでもあります。それは家の中で飼うことが多くなったために生活を共にしているということもありますし、また、気持ちの面でも非常に大きな存在となっているからでしょう。

言葉を交わすことはなくても、私たちが楽しいときや嬉しいときにはまるで分かっているかのように全体で喜びを表現し、辛いことがあったときには悲しんでいる私たちの傍らにただじっと寄り添ってくれます。

私たちが注いだ愛情の分だけ、彼らも素直な愛をかえしてくれます。

そんな愛するペットたちとの別れは私たちの心を引き裂くような悲しい出来事です。

失って悲しいのは
それだけ愛していたから…

少し前まで、ペットを亡くした悲しみは「人との死別より小さい」と考えられ、人前で泣いたり悲しんだりすることはあまり理解されませんでした。
最近やっと、ペットがどれほど大切な存在なのか認識されてきましたが、その悲しみについての知識や情報はまだまだ一般に広がっていません。
このリーフレットは、ペットを亡くした後に1人で悲しんでいるかもしれない方や、自分の状態が「おかしいのではないか?」と不安に思っている方たちのために、死別後に起こり得る変化や反応について書いています。

リーフレットを通じて、
ペットを愛するみなさんの悲しみが、
少しでもやわらぐことを願っています

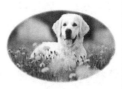

大切なペットを
亡くされた方へ

関西学院大学人間福祉学部 坂口幸弘研究室
グリーフカウンセラー(臨床心理士)米虫圭子

~ペットを失った悲しみ~

大切な存在であるペットを失ったときに深い悲しみが生じ、さまざまな心身の反応が起こることがあります。それを"ペットロス"と呼びます。

身体の反応
・食欲が出ない
・うまく寝付けない、眠りが浅い
・疲労がたまりやすく、取れにくい
・胸や胃が痛む

こころの反応
・何もやる気になれない
・もっと遊んであげればよかったという後悔
・周りに対する怒り
・罪悪感
・寂しくて取り残されたような気持ち

これらの反応は自然な反応ですが、日常生活に支障が出てしまうような症状が長期間続くときは近くのお医者さんに相談してみるのが良いと思います。
そのときには、かわいがっていたペットがいなくなったことを必ず伝えてください。ペットロスを理解できる先生に診ていただきましょう。

大切なペットを失った悲しみはすぐに癒えるものではありません。
悲しみは人によって違い、その程度や期間も同じではありません。
ペットロスは喪失によって起こる自然な反応ですので、無理に悲しみを抑え込む必要はありません。
また、悔いていることがあったとしても、あまり自分を責めないようにしてください。あなたがペットのためにしてあげられたこともきっとたくさんあったはずです。

自分のペースでゆっくりと、時間をかけて悲しみと付き合っていくのが良いでしょう。

最近はペット霊園というものもあり、ペットたちのお葬式を行ったり、ペンダントなどの思い出の品を作ったりすることもできます。

~小さなお子さんがいるご家族へ~

"幼い子どもたちはどのように
ペットの死を受け止めるのでしょうか?"

「ワンちゃんはどこかにお出かけしているの?」

「猫ちゃんは帰ってこないの?」

子どもたちにとってはペットの死が初めての死別体験になることも多いため、「悲しいときにはいっぱい悲しんでもいい」と知ることは大切です。

きっと、これからの人生で起こるさまざまな喪失体験に対処するための力となるでしょう。

子どもたちにペットの死を伝えるときには・・・

・年齢に合わせて理解できる言葉で
・うそをつかず正直に
・「死」という言葉を使うことを怖がらずに

子どもたちが自分なりの方法で十分に悲しめるように見守ってください。

図15-1　ペットロスのリーフレット

グリーフが異常ではなくほかの体験者にもしばしば共通してみられる反応であることや，たとえ自分特有の反応であってもグリーフの表れ方は個別性が高いことなどを知ることができ，抱いている不安や孤独感を軽減できる可能性が高まる。また，ペットロス体験者でない者にとっては，ペットロスによるグリーフとそのサポートに関する知識を深め，当事者に対して配慮ある接し方を考えたり，来るべき自らのペットロスに備えたりする上で，一つの有用なツールになるだろう。そして，初めて大切な存在との死別を体験した子どもが直面する悲嘆や，大人に問いかけてくる死に関するさまざまな疑問に対応する際のヒントも，こうしたリーフレットは提供できる。

（5）セルフヘルプグループなどによるサポート

　大切な人との死別を体験した人たちのセルフヘルプグループやサポートグループ（第13章）があるように，ペットロス体験者のための同様なグループが存在する。だが，その数は対人喪失体験者のものと比べると，非常に少ないのが現状である。対人喪失体験者のためのセルフヘルプグループやサポートグループのなかには，ペットロス体験者の参加を受け入れているものもある。しかし，そうした状況では，ペットロスに特異的な体験について語り合って共有し，共感し合うことは困難なため，ペットロス体験者が求めているサポートを得られない可能性がある。

　日本では数少ないペットロス体験者のセルフヘルプグループのなかで，Pet Lovers Meeting（PLM：ペットラヴァーズ・ミーティング，https://www.ddtune.com/plm/）は，東京で1999年から活動を続けている。3か月に1度のペースで「ミーティング」を開催しており，大切な伴侶動物と死別してグリーフに直面している人たちが，悲しみその他の

思いを自由に語り合って互いに支え合う場を提供している。PLMでは，さらに2003年から週に1度「ペットロスホットライン」を開設しており，自らがペットロス体験者であるボランティアが，電話越しの傾聴によるグリーフサポートを実施している。

（6）カウンセラーや精神科医によるサポート

　米国などに比べるとまだ少ないが，日本でもペットロスにまつわる悲しみやその他の困難に対応するカウンセラーがいる。ただし，その背景は，自称する者，公認心理師の国家資格をもつ者，アニマル・ペットロス療法士™といった学会認定資格を有する者など多様であり，ペットロスおよびグリーフサポートの知識と，カウンセリングのスキルや経験に関してばらつきが大きいのが現状であると思われる。ペットロス・カウンセリングは，個人開業しているカウンセラーが提供するもの以外に，ペット葬儀社やペット霊園が雇用あるいは契約している心理士が提供するものもある。また，心理療法の一環として精神科医が提供する場合もある。

　精神科医（や心療内科医）は，カウンセリングだけでなく薬剤処方もできるため，飼い主のペットロスが重篤化してうつ病などの精神疾患を発症した場合でも，有効に対応できる。ペットロスに対応している精神科クリニックをインターネットで検索すると，「ペットロス症候群」という病名のような用語を多く目にする。この用語は，伴侶動物との死別による飼い主のグリーフが長期化し，それに伴って見られる心身両面の諸障害を指す（小杉，2002）。ペットロス体験の多くは，人間として自然な悲嘆反応であって疾患ではないが，食事や睡眠あるいは仕事などに大きな支障が出て，日常生活が立ち行かなくなってくるような場合には，精神科医による治療的介入が必要かつ有効であろう。

1. ペットロス体験と対人喪失体験の共通点および相違点を振り返った上
　で，テキストで示されているもの以外にどのようなものがあるか，考
　えてみよう。
2. ペットロスのグリーフサポートにおける留意点について，振り返って
　みよう。
3. 海外では，ペットロスのグリーフサポートがどのように実践されてい
　るのか，調べてみよう。

引用文献

阿部美奈子『動物と人の心に寄り添う　動物医療グリーフケア』インターズー，
　2016

Adams, C., Bonnett, B. & Meek, A. Predictors of Owner Response to Companion
　Animal Death in 177 Clients from 14 Practices in Ontario. *Journal of the American
　Veterinary Medical Association*, 217, 1303-1309, 2000

アニコム『家庭どうぶつ白書2022』（2022）
　https://www.anicom-page.com/hakusho/（2023年2月23日閲覧）

アニマルリテラシー総研「VSW情報センター　Veterinary Social Work─人の社会
　福祉における動物のいちづけ」14，1-4，2022

Archer, J. & Winchester, G. Bereavement Following Death of a Pet. *British Journal
　of Psychology*, 85(2), 259-271, 1994

Eckerd, L.M., Barnett, J.E. & Jett-Dias, L. Grief Following Pet and Human Loss :
　Closeness is Key. *Death Studies*, 40(5), 275-282, 2016

木村祐哉「ペットロスに伴う悲嘆反応とその支援のあり方」『心身医学』第49巻第
　5号，357-362頁，2009

木村祐哉・金井一享・伊藤直之・近澤征史朗・堀泰智・星史雄・川畑秀伸・前沢政
　次「ペットロスに伴う死別反応から医師の介入を要する精神疾患を生じる飼主の
　割合」『獣医疫学雑誌』第20巻第1号，59-65頁，2016

木村祐哉「ペットロスの疫学」『獣医疫学雑誌』第21巻第1号，16-18頁，2017

小杉正太郎「ペットロスに関する心理学的検討」『Animal Nursing』第7巻第2

号，8-13頁，2002

二階堂千絵・安藤孝敏「ペットと死別した高齢者の適応支えたもの：死別したペットとの Continuing Bond に着目して」『技術マネジメント研究』第14号，13-22頁，2015

二階堂千絵・安藤孝敏・梶原葉月「日本におけるペットロス研究の動向と展望」『横浜国立大学教育学部紀要（Ⅲ，社会科学）』第22号，11-22頁，2019

二階堂千絵・安藤孝敏「高齢期におけるペットロス：適応プロセスに注目して」『技術マネジメント研究』第20号，40-49頁，2021

Packman, W., Bussolari, C., Katz, R., Carmack, B.J. & Field, N.P. Posttraumatic Growth Following the Loss of a Pet, *Omega*, 75(4), 337-359, 2017

坂口幸弘・米虫圭子・梅木太志「ペットロス経験者のためのリーフレットの作成」『Human Welfare』第10巻第1号，93-102頁，2018

Stewart, M. Loss of a Pet—Loss of a Person : A Comparative Study of Bereavement. Katcher, A.H. & Beck, A.M.（Eds.）*New Perspectives on Our Lives with Companion Animals.* University of Pennsylvania Press, 390-404, 1983

鷲巣月美編『ペットの死　その時あなたは〈新版〉』三省堂，2005

参考文献

マッソン・ジェフリー『ペットが死について知っていること―伴侶動物との別れをめぐる心の科学』青樹玲訳，草思社，2021

新島典子「ペット喪失体験（ペットロス）はなぜこんなにつらいのか―リアリティ分離・封殺とペット喪失者のつらさの強化について」『現代社会理論研究』第11号，225-238頁，2001

新島典子「飼い主の死生観と亡きペットの存在感―「家族同然」の対象を亡くすとは」『死生学研究』第7号，165-188頁，2006

小倉啓子「コンパニオン・アニマルの病，ケア，看取り過程における飼い主の悲嘆と喪失の体験から学ぶ―動物看護学生の飼い主理解とコミュニケーション能力の育成に向けて（授業研究-3）」『ヤマザキ学園大学雑誌』第3号，1-16頁，2013

索引 ▌

●配列は五十音順，＊は人名を示す。

分担執筆者紹介

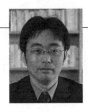

坂口　幸弘 (さかぐち・ゆきひろ)

・執筆章→ 3・9・12

1973年	大阪府に生まれる
2001年	大阪大学大学院人間科学研究科博士課程修了　博士（人間科学）
現在	関西学院大学人間福祉学部人間科学科教授 悲嘆と死別の研究センター　センター長
専攻	臨床死生学，悲嘆学
主な著書	『増補版　悲嘆学入門—死別の悲しみを学ぶ』（単著　昭和堂） 『自分のためのグリーフケア—大切な人を亡くしたあなたへ』（単著　創元社） 『死別の悲しみに向き合う—グリーフケアとはなにか』（単著　講談社現代新書） 『喪失学—「ロス後」をどう生きるか？』（単著　光文社新書） 『グリーフケア—見送る人の悲しみを癒す〜「ひだまりの会」の軌跡〜』（共著　毎日新聞社）

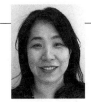

髙橋　聡美 (たかはし・さとみ)

・執筆章→ 4・6・7・11

1968年	鹿児島県出身
2011年	東北大学大学院医科学系研究科修了
2012年	つくば国際大学　精神看護学教授
2014年	防衛医科大学校　精神看護学教授
現在	一般社団法人　髙橋聡美研究室　代表
主な著書	『グリーフケア—死別による悲嘆の援助』（メヂカルフレンド社） 『死別を体験した子どもによりそう：沈黙と「あのね」の間で』（共著　梨の木舎） 『子どものグリーフを支えるワークブック：場づくりに向けて』（監修　梨の木舎） 『教師にできる自殺予防—子どものSOSを見逃さない』（教育開発研究所） 『大切な人を亡くした人の気持ちがわかる本：グリーフケア　理解と接し方』（法研） 『地域でできる自殺予防　基礎からわかるゲートキーパーの役割』（日本医学出版）

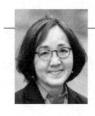

黒川雅代子（くろかわ・かよこ）

・執筆章→8・11・13

1965年	大阪市に生まれる
2015年	関西学院大学大学院人間福祉研究科博士課程修了　博士（人間福祉）
現在	龍谷大学短期大学部社会福祉学科教授
専攻	社会福祉学
主な著書	『あいまいな喪失と家族のレジリエンス』（共著　誠信書房）
	『感情マネジメントと癒しの心理学』（共著　朝倉書店）
	『グリーフケア―死別による悲嘆の援助―』（共著　メヂカルフレンド社）

編著者紹介

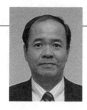

石丸　昌彦 (いしまる・まさひこ)

・執筆章→5・10

1957年	愛媛県出身
1979年	東京大学法学部卒業
1986年	東京医科歯科大学卒業
	東京医科歯科大学難治疾患研究所講師，桜美林大学助教授・教授を歴任
現在	放送大学教授，精神科医
専攻	精神医学，精神保健学
主な著書	『統合失調症とそのケア』（キリスト新聞社） 『精神医学特論』（共著　放送大学教育振興会） 『今日のメンタルヘルス』（共著　放送大学教育振興会） 『健康への歩みを支える〜家族・薬・医者の役割』（キリスト新聞社） 『パラダイム・ロスト　心のスティグマ克服，その理論と実践』（訳書　中央法規出版） 『精神疾患とは何だろうか』（左右社） 『老いと祝福』（日本キリスト教団出版局）

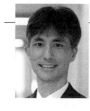

山崎　浩司 (やまざき・ひろし)

・執筆章→1・2・14・15

1970年	米国 Washington D.C.に生まれる
2006年	京都大学大学院人間・環境学研究科修了　博士（人間・環境学）
	東京大学特任講師，信州大学准教授を歴任
現在	静岡社会健康医学大学院大学教授
専攻	死生学，社会学，質的研究
主な著書	『死生学のフィールド』（編著　放送大学教育振興会） 『医療・介護のための死生学入門』（共著　東京大学出版会） 『死生学入門』（共著　放送大学教育振興会） 『ケア従事者のための死生学』（共著　ヌーヴェルヒロカワ） 『人生の終わりをしなやかに』（共著　三省堂） 『死別の悲しみに学ぶ』（共著　聖学院大学出版会）

放送大学教材　1910051-1-2411（ラジオ）

グリーフサポートと死生学

発　行　2024年3月20日　第1刷

編著者　石丸昌彦・山崎浩司

発行所　一般財団法人　放送大学教育振興会
　　　　〒105-0001　東京都港区虎ノ門1-14-1　郵政福祉琴平ビル
　　　　電話　03（3502）2750

市販用は放送大学教材と同じ内容です。定価はカバーに表示してあります。
落丁本・乱丁本はお取り替えいたします。

Printed in Japan　ISBN978-4-595-32466-6　C1347